天下文化

BELIEVE IN READING

跨越陸海空的醫者

童綜合醫院守護中台灣

吳秀樺、林惠君——著

・目錄・

序　成為世界公民信賴的醫院　童瑞年　004

前言　播下改變的種子　006

第一部 成為可以依賴的存在　014

1　一間有溫度的醫院　016
2　全體動員，追求世界級的品質　028
3　打造國際醫療轉送品牌　036
4　以幸福職場吸引人才　050
5　把鄰里的事當成自己的事　060

第二部 永不放棄生命希望　070

1　童醫師，值得信賴的代名詞　072
2　不會拒收病人的地方　084
3　急診醫師的「拆彈」日常　092

4 解開高空墜落的生還密碼 104
5 救護車隊，中部海線的特殊風景 116
6 幫友邦兒童不輸在起跑點 126

第三部 **營造健康生活節奏** 138

1 最貴不等於最好 140
2 癌症是可防可控的疾病 150
3 開啓防疫大作戰 162
4 手術後不能只是靜養 168
5 看見生命的不同樣貌 176

第四部 **以科技力強化醫療力** 182

1 複合式手術室讓醫療更精準 184
2 達文西手術減輕患者身體負擔 194
3 海陸並濟的現場急救力 206
4 優化醫療與照護 214
5 數位轉型，讓醫療服務更有效率 230
6 創新思維，充實研發能力 238

結語 從台中港出發，航向世界 250

·序·

成為世界公民信賴的醫院

童瑞年·童綜合醫院董事長

童綜合醫院成立已近半個世紀，在前面數十年間，致力於發展相關硬體建設。近十多年來，隨著醫療產業轉型，台灣醫界進入良性競爭時代，本院持續在這場變革中不斷精進醫療照護，並擴大醫師陣容和服務層面。

迎接新時代來臨

為了迎接微創醫療時代，我們引進了達文西機械手臂手術系統，減小手術傷口、縮短住院天數，期盼病人能早日恢復正常生活；此外，為提升病人安全，則是打造了複合式手術室，配置最新的多軸式血管攝影等尖端醫療設備。

近年來，為了提供民眾更好的就醫體驗，將相關科別的診間與檢查室集中在地下三樓同一個區域，降低病人的奔波和等待時間，例如：胸腔內外科、呼吸系統相關檢查室、胃腸肝膽科、大腸直腸外科、內視鏡中心、各科別衛教室等；為了追求更專業的牙科服務，同時間也成立了口腔醫學部，並開設兒童牙科與身心障礙牙科，讓海線地區的孩童、特殊需求者都能獲得充沛的醫療資源。這些改變，不僅讓病人就醫便捷，也讓他們能夠享受到高品質的醫療照護。

設定目標，努力實踐

我們也致力於智慧醫療數位轉型，將科技創新運用在臨床醫療和行政管理上，例如，在地下一樓智能繳費區設有七台自助繳費機，讓就診後的民眾不需要大排長龍等待繳費；病房內的電子護理白板記錄病房內病人的各式動態，提升照護精準度和員工工作效率。

此外，因疫情之故，我們首度以視訊連線積極參加並順利通過第五次國際醫院評鑑（JCI），接受身在國外的委員評核，也展現了我們以科技提升醫療服務的決心和能力。

童綜合醫院一直秉持著尊重生命、促進健康的宗旨，並以成為世界公民最信賴的醫院為目標。透過不斷創新和加強軟、硬體建設，我們提供優質的醫療服務，致力於為台灣民眾的健康生活盡一份心力。我們深信，憑著醫院的不斷努力和成長，將有助於實現邁向國際化醫療中心的願景，並在世界舞台上展現台灣的醫療成就。

· 前言 ·

播下改變的種子

清晨的陽光從台中港的海平面升起，照在童綜合醫院（簡稱童綜合）梧棲院區醫療大樓外牆，白色的帷幕上閃耀著金光；大樓內，醫護人員忙著迎接從四面八方、甚至偶爾從空中救護直升機帶來的病人，開展緊急救援工作。

大樓外的靜謐美好，大樓內的分秒必爭，都是童綜合的日常。

不被時代洪流淹沒

日光推移了時間，童綜合扮演的角色也隨著歲月演化，「我們從疾病的治療者變成健康的照護者，」童綜合董事長童瑞年說。

1971年由童瑞欽成立的沙鹿童醫院（1976年更名為童綜合醫院），從全院只有三個人（醫師童瑞欽與妻子蔡素英、護理師王月琴），蛻變至現在擁有三千多位員工的童綜合。2021年，童綜合迎接五十歲生日，梧棲院區醫療大樓外懸掛起「童舟共濟五十載，再創百年新未來」的帆布條，成為童綜合走過半世紀最好的寫照。

一間沒有財團奧援的地方區域私人醫院，如何在周遭醫學中心環伺的情況下，沒有被時代洪流淹沒，反倒走出自己的一片天？

這是不少醫療院所經營者好奇的問題。

把弱勢變優勢

翻開童綜合的成長史，可以說徹底演繹了「扭轉弱勢變成優勢」的精神。

弱勢或優勢，只是存在人們心中的相對位置，而童綜合所在的台中海線，地點較為偏遠，且早年醫療資源不足，連要採購先進醫療儀器都困難重重，也正因如此，當童瑞欽以病人為中心，提供優質的醫療服務，在患者口耳相傳下，服務的病人與項目不斷增加，規模也持續擴大。

「大哥（童瑞欽）不僅積極擴充醫療器材，還鼓勵員工進修，派遣醫事人員到北部醫學中心交流、學習專業醫療知識，」童瑞年說，「在全體員工的努力下，童綜合的腦神經外科與急重症醫療實力得到各方肯定，1984年更獲得三級教學醫院的成績。」

然而，隨著醫院規模擴大，空間不敷使用的問題也逐漸浮現。在童綜合成立二十五年時，設立新院區的念頭開始萌芽。問題是，錢從哪裡來？尤其，「我們不是只思考醫療本身，台灣現況與未來發展、整體健康與公共衛生趨勢，以及地方和國際醫療資源與需求，都同時納入醫院發展的思考範圍，」童瑞年強調多面向思考和與時俱進的重要。

童綜合的管理階層決心要擴大服務規模，還必須面對資金不足的問題，在現實與理想間拔河。

「這邊要擴充、那邊要縮減或刪除，這樣的設計會不會太先進、海線民眾能不能接受……」即使已經是快三十年前的往事，童瑞年回想起來，感覺那種磨人的心境，彷彿昨天才發生一般。

怎麼辦？要放棄還是繼續？

「畢竟我們是私人家族醫院，每一筆投資、每一分錢，都是靠日常營運累積的，沒有政府或財團會平白無故給我們錢。但，也還好是這樣……」童瑞年解釋，「我大哥創院的初衷，就是要讓鄉親可以擁有良好的醫療服務，所以即使不容易，我們還是不可能放棄，甚至還到歐美、日本等地考察，希望為新院區引進最好的醫療品質與服務。」

掌握現代醫療趨勢

「醫院經營要長長久久，除了評估民眾當前的醫療需求，還必須考量未來二、三十年後，醫療科技可能的走向，以及相應必須導入的醫療設備、服務與空間，」童瑞年談到，「如果等到院區啟用之後、需求發生時才擴充設備，就像『穿著衣服改衣服』，很難做得完善。」

甚至，不只要實用，外觀形象也很重要，因此童綜合很早便邀請外國設計師進行醫院設計。「我們請來加拿大的設計師，希望這棟大樓在二、三十年後，無論功能或者是外觀都還能走在時代尖端，」童瑞年透露。

後來，這樣的思考模式，確實發揮了作用。

2001年童綜合梧棲院區啟用，但是在2018年時，童綜合決定導入複合式手術室。十七年過去，空間夠用嗎？

「最新的多軸式血管攝影、電腦斷層（CT）等頂尖醫療設備，全都導入到複合式手術室中，樓地板的載重、室內空間高度，完全沒有問題，更不會干擾其他手術進行，」童瑞年自豪地說。

不僅如此，從現代醫療的角度，醫院不只是疾病治療的場所，還扮演了健康生活促進的角色。為了讓醫院能夠結合地方特色與人文，也成為二十多年前童綜合梧棲院區規劃時的重要考量，於是在醫院頂樓出現了一間可三百六十度旋轉的景觀餐廳，病人、家屬、訪客都可以在這裡用餐、休息，遠眺台中港與大肚山的風景，再加上三井購物中心的摩天輪映入眼簾，期待美景可以舒緩不安的心情。

提供一站式就醫規劃

「門診跟檢查不能設在一起嗎？」「生病已經很辛苦了，為什麼還要讓人跑上跑下？」諸如此類的抱怨，以往不時在病人間流傳。

「我們希望可以有效減少病人來回奔波診間與檢查室的時間，」童瑞年指出，童綜合從醫病需求出發，在梧棲院區地下三樓進行空間改造，包含胸腔內科和外科、胃腸肝膽科、大腸直腸外科、口腔醫學部等的門診與檢查室，全部設在同一個空間裡，打造一站式的服務；例如，將胸腔內、外科與肺復原治療室集中在同一個空間裡，因為「我們希望逐步朝向專科化發展，」童綜合胸腔內科主任蔡慶宏說。

在空間改造的同時，童綜合也不吝於大力投資硬體設備。以胃腸肝膽科為例，「我們特別向台北榮民總醫院（簡稱北榮）取經，邀請他們的專業團隊前來指導，」童瑞年自豪地說，童綜合投入逾五千萬元，升級成立「內視鏡診斷暨治療中心」，引進了「醫療複合式懸臂系統」與「教學影像系統」，設置十一間獨立檢查室，保有受檢者隱私，且為減少感染風險，又將住院、急診病人與門診受檢者檢查動線分開，並區隔醫事人員與受檢病人動線，避免交叉感染機會。各項器械於專用洗滌室分類清洗消毒，檢體標本採取集中管制，以最高標準感染管控，提升病人安全。另外，胃鏡檢查全面提供二氧化碳充氣，大幅降低檢查中及檢查後的腹脹不適，優化檢查品質。

另外，像是口腔醫學部，也是斥資上億元的建設，並細分為牙體復形科、齒顎矯正科、兒童牙科、身心障礙牙科、植牙中心等二十六個科別，便是希望為患者提供最適切的醫療服務。

不僅如此，在專業人才培養方面，童綜合還有中部海線唯一一位取得認證的「傷口造口及失禁護理師」黃慧婷。

黃慧婷指出，國人罹患大腸直腸癌、膀胱癌的比例增加，考量病情需要執行造口手術，但病人與家屬多對此感到陌生，甚至心生恐懼，因為擔心不會照護、排泄物從腹部排出造成觀感不佳等因素，拒絕進行造口手術，於是童綜合專門派遣她參加「國際傷口造口及失禁護理師」證照訓練課程，獲取國際專業照護知識與技能，提供造口患者與家屬連續且完善的照護，並在2018年正式成立造口治療室。

「造口治療室的設計，必須從病人需求來考量，」黃慧婷舉例談到，造口病人常擔心如廁問題，如果使用一般廁所，傾倒便袋時容易發生飛濺，因此院方在治療室和無障礙廁所分別設置人工肛門汙物盆，並提供溫水設備，讓病人清潔使用時可以有更舒適及方便的環境。

「不少海線居民把童綜合當作休閒的場所，」童瑞年說：「院區的規劃是把『以病人為中心』當作主軸，採用挑高設計，打造醫院友善療癒空間。」

「這麼做不是會讓樓地板可利用面積減少很多？」面對這類問題，童瑞年豪邁地說：「當然會！可是這樣的設計，採光好，而且能夠避免層層建物產生強烈的壓迫感。」

走進童綜合梧棲院區醫療大樓一樓，中庭是鏤空的設計，搭配透明電梯，屋頂是玻璃帷幕，讓自然光可以照進大樓；環境布置採用圓弧設計，給人優雅、溫馨的感覺，舒緩一般人進入醫院可能產生的緊張感，而海豚嬉戲的裝置藝術，以及與當地藝術家合作，現場展出繪畫、雕塑等作品，則是將海洋文化特質與在地風情自然融入建物中。

看得見的，是柔和的形制；看不見的，是環境中沒有一般醫院刺鼻的藥水味。這裡，是疾病治療的場域，也是排解壓力、恢復心靈平靜的地方。

除此之外，童綜合的開放空間，台中港區的居民、社團與學校舉辦藝文相關活動時，也都可以使用，「我們希望將童綜合打造成社區文化交流的中心，」童瑞年說。

以梅約精神自許

回歸醫療本業，有感於偏鄉地區重症患者無法獲得即時援助，童瑞年接任院長後，便自許要將童綜合打造成「沙鹿的梅約診所（Mayo

Clinic）」。

「這個目標很難，但是我們可以師法梅約精神，整合臨床、教學與研究，提供每個病人最好的照護，成為一間『有靈魂』的醫院，讓中部地區的居民在家鄉就能獲得最好的照護與治療，」他堅持以此做為鼓勵自己和員工的目標。

所謂梅約精神，李納・貝瑞（Leonard L. Berry）在《向梅約學管理》（Management Lessons from Mayo Clinic）一書中談到，就是「凡事以病人需求為優先」。而在這樣的概念下，童綜合努力邁出的第一步，便是著手建置急重症照護流程，並且組織急重症照護團隊。

為了讓「以病人為中心」不只是口號，而是真正落實到每個醫療環節中，童綜合在2008年參加JCI（國際醫療評鑑）認證，因為「唯有經過國際單位的認證考驗，才能提升童綜合的醫療水準，甚至達到世界級的品質，」童瑞年說。

果然，在取得JCI評鑑認證後，2010年，童綜合獲得行政院衛生署（2013年改制為衛生福利部，簡稱衛福部）醫院評定為「重度級責任」醫院，是當時全國獲得肯定僅有的四家醫院之一，為童綜合寫下重要里程碑。

創造自我風采

童綜合成立迄今五十載，回首來時路，並非一帆風順。「醫院經營發展過程中，曾遭遇許多不足為外人道的挫折，但童綜合在挫折中尋找解方，不斷精實醫療設備、擴充人員、增加床位，並且積極聘請多位在各領域具有專長的名醫到童綜合服務，」童瑞年語氣中有堅韌，更有自豪。

他舉例談到，像是國際空中醫療轉送服務專家盧立華，來到童綜合後，促成了全台唯一的國際救援品牌「FORMOSA SOS」誕生，服務對象遍及世界各地；此外，還有各專科權威醫師加入，包括：神經內科許弘毅、泌尿科歐宴泉、心臟外科鄭伯智……，一步步強化童綜合的醫療實力。

更重要的是，「五十年來，童綜合的醫護人員一步一腳印，創造屬於自己的醫療特色，目前算是小有成就；這些成果，或許無法與有政府或財團之力挹注的醫學中心相比，但是可以激勵我們持續精進臨床醫療本業，同時不忘加強研究與教學面向，」童瑞年強調，「我們的目標很清楚，就是要成為『世界公民最信賴的醫院』、『醫事人員最佳培育醫院』，開創嶄新未來。」

第一部

成為可以依賴的存在

成功並非偶然，醫療沒有必然。
一次次的經驗累積，
才能培養妥善應對各種緊急狀況的實力，
滿足更多在地醫療需求。

1 一間有溫度的醫院

「童醫師，台一線清水彎道發生車禍，我把受傷的人載來了，你趕快看看，」一位計程車司機身上沾著未乾的血漬，口中不斷嚷著，神色緊張地直接衝進童醫院。

聽見動靜，穿著白袍的童醫院院長童瑞欽立即起身，馬上帶著護理師與助理跟隨計程車司機衝出門外，大家合力將受傷嚴重的病人抬進診間，準備開刀治療。

這是七〇年代初期，台中沙鹿童醫院經常出現的景況。

五十年前，那裡還是醫療資源不足的地方，沒有救護車、沒有推床，因此，當中部海線民眾發生意外時，為了爭取搶救時間，傷患都是由計程車司機直接送到醫院。

「傷患必須包紮、固定好才能移動，這是現在才有的緊急處置觀念，當時大家都不懂，」剛退伍就到台中沙鹿童醫院，幫大哥童瑞欽處理行政庶務工作的童綜合副董事長童瑞龍，回憶起如今看來可能有些難以想像，卻又真實發生的故事。

跳脫舒適圈的抉擇

說到難以想像，童瑞欽的創業故事，也不遑多讓。用現在的話來說，那就是一次次跳脫舒適圈的選擇。

譬如，從軍醫退伍後，他選擇放棄當時眾人心中的「鐵飯碗」公職，自行開業行醫。

「一切都是為了照顧在地鄉親，」童瑞龍說明，沙鹿地方不大，童家世代居住在那裡，周遭的人們多半是童家的親戚、朋友，半個世紀之前，沙鹿有執照的醫生不超過五位，居民多半是農民或漁民，往往需要看天吃飯，生活十分拮据，一旦生病或者受傷，往往無力支付龐大的醫藥費。

童瑞欽想要照顧在地鄉親的念頭和決心，就這樣蔓延滋生。甚至，緊接著，他把積攢多年的存款拿來開設醫院。

「童綜合最早的創院地址，位於現在的台中市沙鹿區成功西街15號，原本是大哥退伍前買來要做為住家使用，後來決定開業，就在這裡設立了沙鹿童醫院，」童瑞龍說。

當年，一位軍醫的薪水，每個月約八百元，加上妻子在郵局工作的一千二百元，二千元的收入要應付六百元的房租，以及請佣人幫忙照顧子女的費用，童瑞欽想要有餘力開醫院，並不容易。於是，他決定，每天晚上與假日到南投縣草屯鎮的崇仁醫院和台中沙鹿的郭綜合醫院看診，一方面可以增加收入，一方面也可以累積自己的醫療經驗。

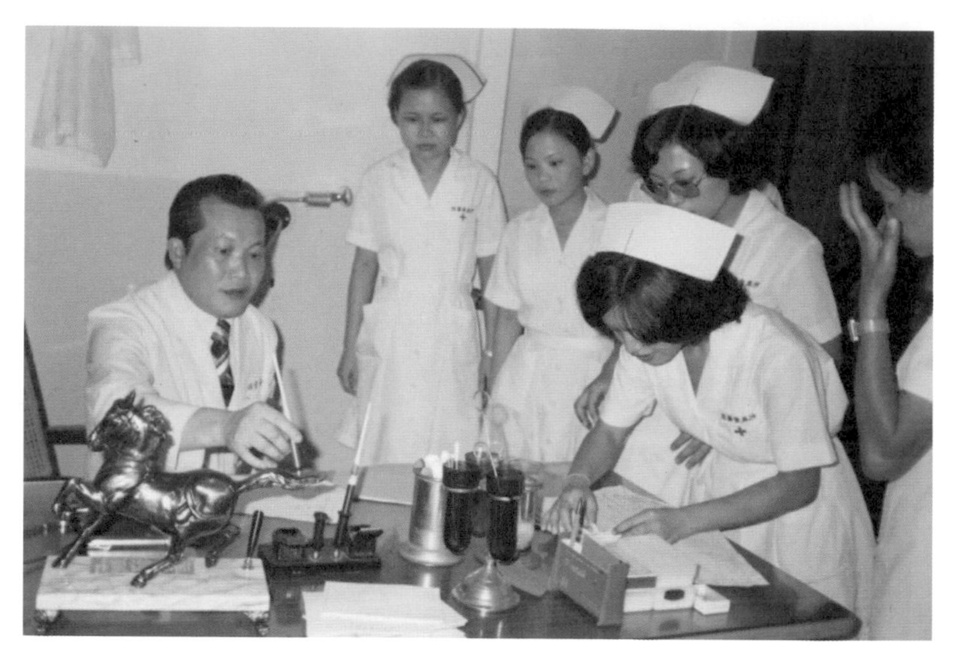

童瑞欽（左一）於1971年創設沙鹿童醫院，一路寫下翻轉弱勢成為優勢的奇蹟。

多重評估後，童瑞欽夫妻決定，把原本買來居住的家，一幢二十多坪的房子，拿來做為開設童醫院的基地；甚至，另外再花錢租下三棟房子，做為病房與住家使用。

「住在醫院，萬一半夜病人狀況突然有什麼變化，才來得及救治，」童瑞欽的夫人蔡素英訴說當時先生的想法。

沒有電梯怎麼辦？

童瑞欽想要開設的「醫院」規模，放在五十年後的現在來看，只能算是一間小診所。1971年10月24日，童醫院正式開幕。院內只有十五張病床，但憑著童瑞欽的風趣幽默和精湛醫術，很快贏得當地民眾信任，半年後便增加到三十張病床。

不過，醫院開幕，才是各種「麻煩」的開始。

「很多醫療設備投資都要錢，為了節省開支，家中兄弟全都跳下來幫忙，從行政、庶務到財務一手包辦，我也辭去郵局的工作，在醫院幫忙配藥，」蔡素英回憶：「我在醫院工作整整十七年，隨著醫院規模逐步擴大、人員開始一一到位，再加上小孩要上學，搬到台中市市區，我才離開醫院。」

金錢支出是一項挑戰，設備不足也是一大問題。

「從住家改裝成醫院，整個環境一定不像從開始就是要蓋醫院一樣完善，」童瑞龍舉例，「大哥家原本是兩層樓的透天厝，沒有電梯，但是病房設在二樓，所以就變成他開完刀之後，由我把病人抱到二樓的病房。」

病人剛開完刀，就被抱著爬樓梯，傷口不會痛嗎？

「當然會，所以要有技巧，」七十多歲的童瑞龍講起當年的故事，眼睛中還有光：「腰要挺直、手臂要夾緊，雙手捧著病人上樓，這樣病人才不會移動，不然真的會很痛。」

時空背景塑造急重症實力

一步步克服創業之初的種種問題，童醫院也逐漸走出自己的路，形成獨到的醫療特色。而這一點，與醫院所處的地點，脫不了關係。

首先，環境因素，導致當地車禍頻仍。

1971年，中山高速公路開始興建，直到1978年正式通車之前，南來北往的公路交通只能仰賴台一線。然而，南下、北上到了台中清水，就必須面臨一個大彎道，經常發生車禍。

海線道路筆直，來往車輛行駛速度極快，不時還有強勁海風吹襲，駕駛人稍有不慎便可能釀災；再加上，早年台灣的道路安全法令規範還不完善，經常出現酒駕闖紅燈肇事，或未載安全帽而在車禍中受傷的重大意外事故。

在那個救護車還不普及的年代，一旦發生車禍，計程車便是最好的幫手。當時，常見兩種狀況：一種，是童瑞龍得知消息後，火速跳上醫院附近文雅車行的計程車，直奔事故地點救人；另一種，就是請當地的計程車司機幫忙，載送病人到童醫院。

其次，工安故事時有所聞。

台中海線工廠林立，但早年勞、雇雙方都普遍缺乏工安意識，經常有工人遭貨物砸傷、操作機器受傷，輕則斷指、重則肢體與軀幹受創，都會就近送到童醫院治療。

這樣的時空背景與臨床經驗，讓童綜合在急重症與外科手術領域打下根基，也讓童瑞欽練就出一身手術縫合的好功夫。

「他（童瑞欽）手術縫合技術精巧，癒合後疤痕細小，看診時風趣幽默，深受女性病人的喜愛，我的甲狀腺也是四十多年前他幫我割的，」回憶往事，蔡素英忍不住嘴角帶笑。

四、五十年前，台灣有不少人出現甲狀腺腫大的現象，俗稱「大脖子病」，原因與早年民眾飲食普遍缺碘有關。它不是癌症，但治療時，因為甲狀腺附近有許多重要的神經和血管，沒有高超的醫術很難做到。而在艱難手術之後，對於傷口縫合往往少有留意，且當年尚未流行除疤膏，難免在脖子上留下一道難看的傷疤。

然而，蔡素英指了指自己的前頸脖子，看過去只見有道淺淡的痕跡，如果不仔細看，還會誤以為是皮膚的皺摺，而非手術傷疤。

忘記兒子還在開刀房

為了讓鄉親獲得更完善的醫療照護，童瑞欽不斷精進醫術，拿下了內科、外科、婦科與小兒科、心血管、內分泌等十一張專科執照。不僅如此，「他把賺到的錢都拿來買設備、聘請許多助手與護理人員，還從陸軍八〇三醫院找來學長、學弟，到醫院協助看診，」蔡素英說。

更重要的是，即使醫院規模不斷擴大，童瑞欽還是努力維持醫療的溫度，對患者的關懷始終不減。

為了在看診時能隨時看到外面病人的情況，他在牆上貼了鏡子，透過反射，看診時也能看見外面的情況，隨時應變。

下班後，回到家，童瑞欽依舊掛心患者的狀況，於是，「你知道他做了什麼？他在家裡裝了全天候的監視系統，一旦患者病情有變，他就可以即時趕到醫院搶救患者，」蔡素英說起童瑞欽的故事，總是不知該稱讚他認真，還是該生氣他不知道好好休息。

「小時候，我要看見父親，在家裡找人不如去醫院找，」童綜合總院長童敏哲也忍不住笑著搖頭：「我爸工作很忙，一早就得巡房、看門診、開刀，有時我不乖，他要修理我，就直接把我叫到開刀房去讓我站著，還不忘警告我『所有綠色的布都不准碰』。」

問題是，一台刀開下來，兩、三個小時過去，「他忘記要處罰我，也忘記我還在開刀房，」童敏哲有些哭笑不得地說：「通常是等到護理師跟他說：『你兒子還在開刀房喔！』他才會想起來。」

投資設備，更投資人才

童瑞欽愈受歡迎，醫院的空間就愈拮据，當初買下的房子和租賃的空間早已不敷使用。於是，他決定以貸款方式，興建六層樓房，也就是現在童綜合沙鹿院區的醫療大樓，好容納更多儀器設備與醫師。

病人增加，相應而來的挑戰就是要擴展醫師陣容。於是，童瑞欽一方面「徵召」當時在台北三軍總醫院（簡稱三總）外科部接受醫師訓練的四弟童瑞年，一方面又邀請多位三總醫師南下駐診，「請台北的名醫到童醫院，鄉親生病就不用特地北上看診了，」童敏哲說明父親

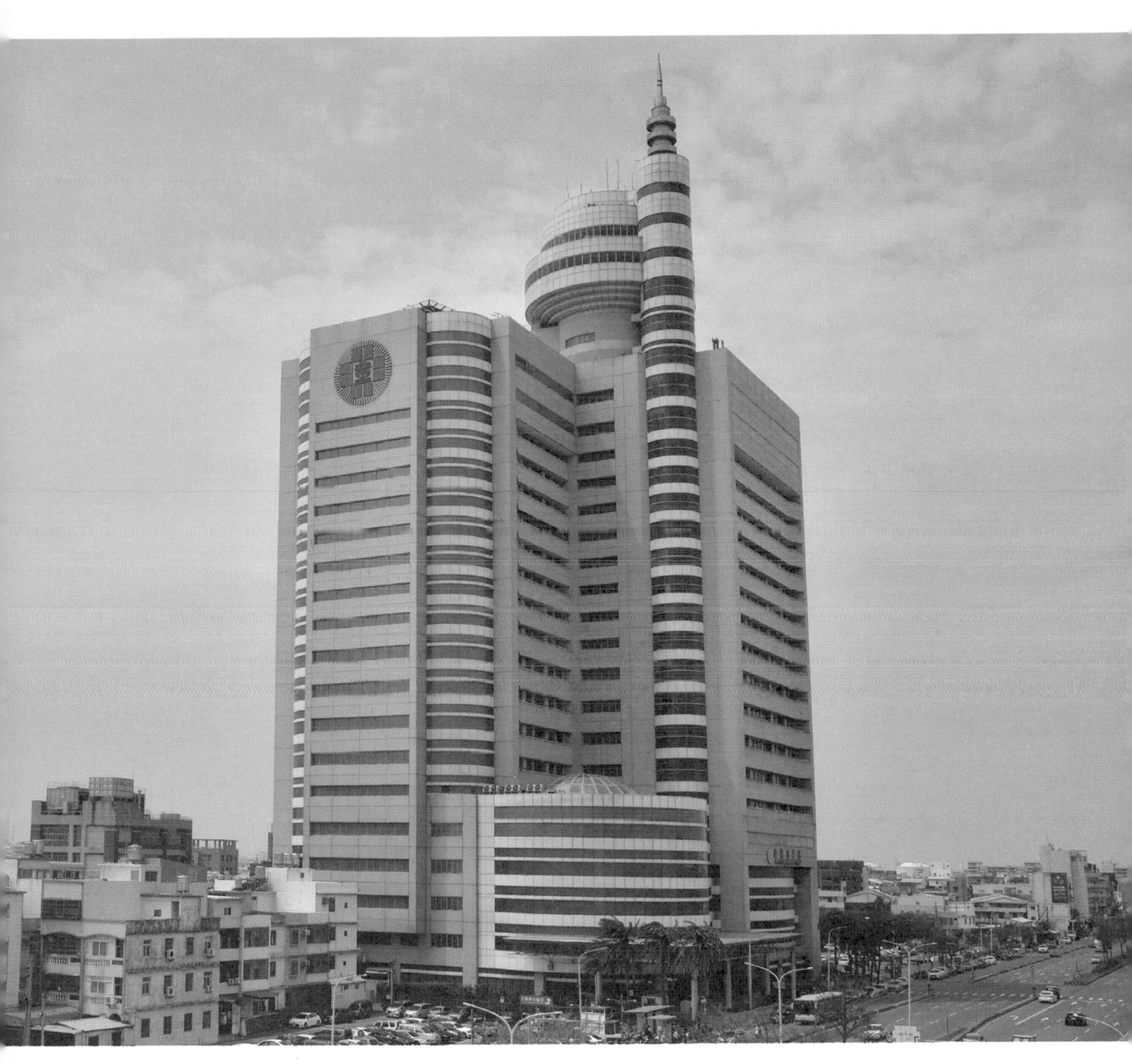

從小診所做起，童綜合不斷創造自我特色，如今已成為中台灣重要的區域私人醫院。

的用心。

童瑞欽提升團隊水準的方法不拘一格，除了對外延攬人才，也把「自己人」送到台北榮民總醫院（簡稱北榮）或三總受訓。

童綜合護理部主任黃瑞芬，在1981年進入童綜合工作，就是當初獲派到北榮加護病房學習半年的護理人員。她笑著回憶：「我從護專畢業之後，第一份工作就是在童醫院，那時醫院加護病房總共只有六張病床，所以看見北榮加護病房的規模時，當場嚇壞了。」

黃瑞芬在北榮受到的震撼教育只是第一步，回到童綜合之後，她再次受到打擊。

「即使學到如何將最新的呼吸器運用在重症醫療上，卻毫無用武之地，因為當時童醫院的加護病房只有一台呼吸器，而且是很古老的機型，又要重頭學起，」她苦笑著說。

不過，話鋒一轉，黃瑞芬又強調：「儘管如此，童院長還是鼓勵大家進修，並且毫不吝嗇提供資源協助，因為他堅信，醫療現場的人員就是要時時學習最新技能，這樣的精神也一直延續到後來。」

人醫，也是仁醫

童瑞欽對於人的情感是濃厚的。在院裡的老員工眼中，他醫人也醫心。對員工，黃瑞芬說：「童院長記憶力很好，即使是新進員工，他也馬上就能記住對方的名字、家住哪裡、家中有什麼人。」

「員工中有許多人是從童綜合草創時期就在這裡工作，直到退休。原因就是童院長對大家的惦記，」黃瑞芬記得，「曾有一位護理長，父親是家中經濟支柱，卻突然意外過世，童院長知道後，立刻帶著我和護理主管一起南下拈香，同時包上一大包奠儀，希望幫她紓解一家人的生計困境。」

對病人，更是如此。患者如果付不出醫藥費，童瑞欽會讓對方記帳，但他從來沒去催討過，有時還會拿錢資助對方，譬如，若是病人出院時沒錢搭車，他就會幫忙叫計程車，並且預先付好車資。

其中一個令黃瑞芬記憶深刻的例子，發生在八〇年代。

當時，社福單位送來一個罹患先天性食道閉鎖與氣管食道瘻管的棄嬰——那是很嚴重的小兒外科急症，如果沒有緊急處置，很容易致命。可是，這個手術的費用，直到今天仍舊不便宜，遑論四十年前還沒有健保的年代。

然而，童瑞欽收到消息的第一個反應，是立刻指示院內外科醫師「馬上進行手術」。

手術後，小嬰孩住進加護病房，童瑞欽每天都「偷偷」跑去探視那個孩子。甚至，「有一天，院長突然從口袋掏出三千元給我，請我去幫這個孩子買尿布、奶粉與一些必備品，緊接著又對我說：『瑞芬，這個孩子無父無母，我們一起撫養他好嗎？』」

這句話與場景，四十多年過去，仍讓黃瑞芬啼笑皆非，因為「我知道他的意思，是大家一起出錢出力照顧小嬰孩，但心裡忍不住想對院長說：『我還是小姐欸，怎麼可以叫我一起養小孩啦！』」

無奈的是，小嬰孩原本就有重大的先天缺陷，即使動了手術，還是因為術後復原情況不佳，沒多久便離開人世。

隨著台灣整體經濟社會開始繁榮，人民生活水準上升，公保、勞

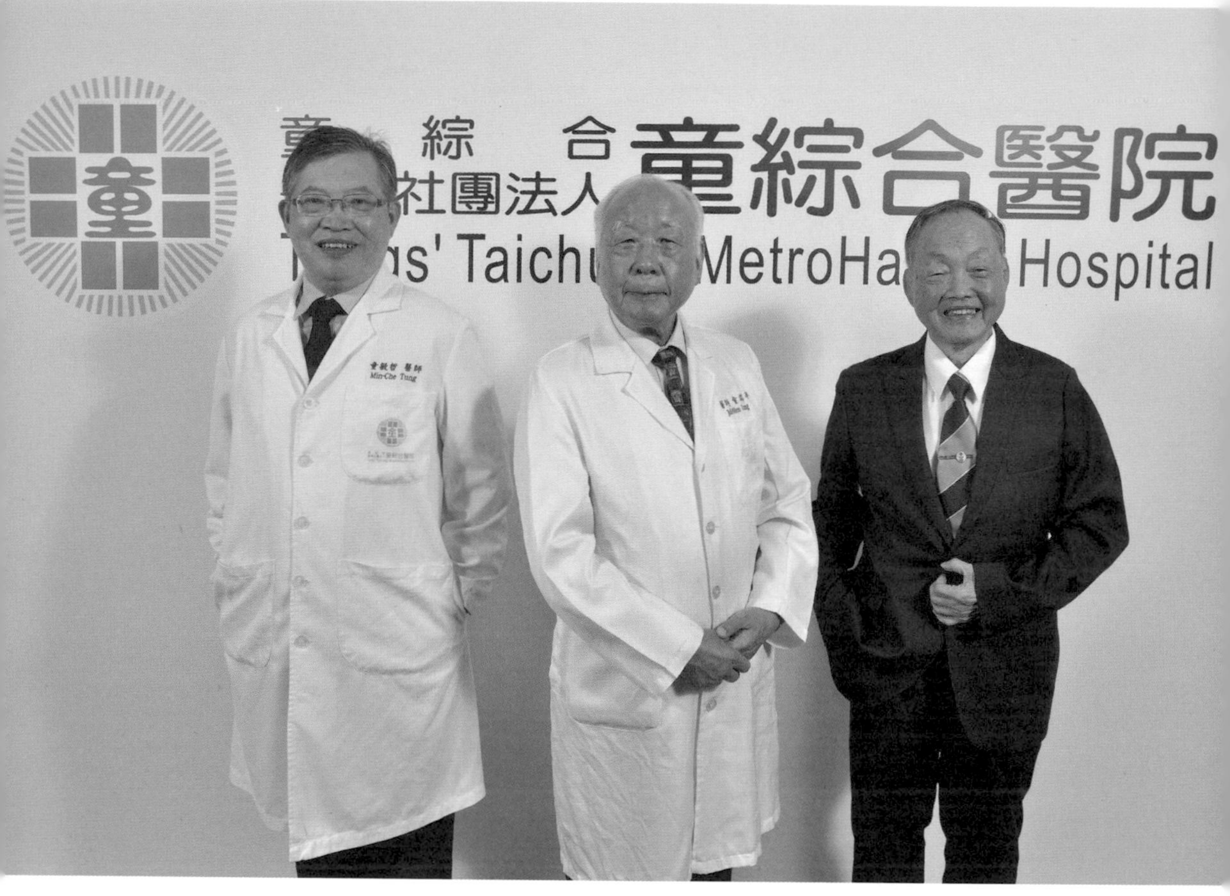

當年為了打造梧棲院區，童綜合董事長童瑞年（中）與副董事長童瑞龍（右），經常與創院院長童瑞欽出國考察，一心想讓海線民眾擁有最新醫療設施。如今醫院由總院長童敏哲（左）接棒，繼續為童綜合譜寫新的篇章。

保陸續開辦，童綜合的業務也不斷擴充，門診人數急速增加。

此時，童瑞欽沒有讓暢旺的業績榮景牽絆腳步，反倒看見，未來若想好好經營醫院，勢必要廣納更多人才。

傳承交棒，期許再造新猷

當時負責招募人才的童瑞龍還記得：「那時候，沙鹿地理位置偏遠，人才招募不易，因此只要聽說哪裡有醫術精良的醫師，我們就主動出擊、登門拜訪，邀約加入童綜合。」這個做法乍聽之下不太科學，但確實幫童綜合找到不少優秀人才。

就這樣，童醫院持續成長、茁壯，但也正因如此，二十多年過去，童綜合沙鹿院區使用趨於飽和。

還好，1992年時，醫院取得衛生署「醫療發展基金補助建院貸款利息」，獲准設立梧棲院區，醫療服務腹地得以擴大，海線居民也能享有更完善的照護。

為了打造一座能滿足未來完善醫療需求的新院區，童瑞欽、童瑞年與童瑞龍兄弟，總是不時出國考察。

「他們想要將國外最新的理念與想法導入新院區，同時邀請加拿大設計師負責設計，要讓海線民眾也能擁有最新的醫療設施，」童敏哲回憶父執輩當年的用心。

1997年，童綜合梧棲院區開始動土，經過四年興建，一個嶄新、現代化的院區落成，童瑞欽也選擇在童醫院邁入「三十而立」之際，將院長的位置交棒給四弟童瑞年，繼續為童綜合譜寫新的篇章。

2 全體動員，追求世界級的品質

「Help me!Help me!」一位外國人忽然這樣呼喊。

這，是什麼情況？

「某次JCI評鑑時，一位委員在毫無預警的情況下就演了起來，假裝自己是一個受困在廁所裡的小孩……」童綜合新生兒及兒童加護病房組長郭姿纓回憶當年景況。

在現場眾人還來不及反應的時候，評鑑委員就開口問護理人員：「這時應該怎麼辦？」

眾人面面相覷之際，郭姿纓腦中靈光一閃，回覆：「醫院廁所沒有鑰匙孔，鎖頭是平面的。」

同時，她想到自己的堂弟曾經說過：「浴廁的門可以用一塊錢打開。」於是她轉頭便詢問周遭同事：「有沒有人有零錢？」

最後，她拿著一塊錢，打開門，順利幫助「小朋友」平安脫困。

這樣的臨場反應，讓評鑑委員十分滿意，甚至還因為驚訝而忍不住反問：「原來一塊錢可以開門？」當然，整個部門也成功通過JCI的考驗。

援引外力，加速升級

目前全球已有六十個國家參與JCI認證，而在台灣，童綜合自2008年首度通過JCI評鑑以來，至今已經五度取得認證。

為什麼要如此大費周章？

這個問題，從內部員工到外部同業都曾經有過質疑，而童綜合從一家地區醫院變身成為區域教學醫院的故事，就是最好的答案。

「唯有不斷追求創新、與國際接軌，才能讓童綜合繼續跟著時代的腳步前進，不至於被時代的洪流淹沒，」童綜合總院長童敏哲說明，「如果希望提升醫療品質，乃至與世界同步，就必須透過相關認證，而且是國際級的標竿，做為醫院轉型升級的指標。」

「一直以來，童綜合管理階層的理念與想法都很先進，除了早在1996年便開始推動全面品質管理（Total Quality Management, TQM）之外，更在台灣還沒有多少醫院敢挑戰 JCI 評鑑的時候，就決定藉由外部力量，加速提升醫療品質，」童綜合醫療副院長許弘毅說。

JCI評鑑的宗旨，在於改善病人安全與照護品質，內容包括：團隊溝通整合、作業一致性與安全的管理流程及設施，藉由不斷自我檢視與持續改善、提升醫療品質，保障病人就醫權益，同時提供員工安全的工作環境，「這也是讓童綜合的醫療品質躍升，足以與國際接軌的一大關鍵，」童綜合品質管理中心主任連啟勛說。

然而，萬事起頭難，尤其對當時還未受到國際評鑑洗禮的童綜合來說，更是難上加難。

一場全體總動員的戰爭

「光是評鑑費用，就要大約十七萬美元（約新台幣五百萬元），除此之外還必須整理大量資料，訂定全院病人照護的基本評估標準、整合各檢查室作業標準、建立一致的病人安全資訊管理與溝通規範……，沒有一樣是簡單的事，還不包括評鑑之後的環境改善費用，」許弘毅感慨。

醫師治療都是本著自身專業，但是JCI的要求更加嚴謹。

「以往醫師治療病人時，給藥與治療過程全部都是憑經驗判斷，可是如果要通過JCI評鑑，每個步驟都必須有理有據，依照標準作業流程執行，」許弘毅直言，「對於已經在醫療現場工作三、四十年的醫師來說，要把經驗值轉化為條列說明，就是一大挑戰。」

「而且，評鑑委員使用英文發問，對一般員工來說，光是聽到這件事，就足以讓人緊張不已，」郭姿纓補充。

「就連各式表單填寫也都是評鑑範圍，只要一個細節不注意，就可能功虧一簣，」許弘毅回憶起每次評鑑的「盛況」，忍不住苦笑：「JCI評鑑的細節繁雜，臨床、醫療、護理與經營管理等面向，無一不包；此外，病人照護、藥品管理與使用、品質改善與病人安全、治理、領導和管理……，十六個評鑑章節、三三八個標準、一二九七項衡量要素，每一項都要做到正確。」

為了避免疏漏，在評鑑之前，就必須詳細列出全部項目、釐清所有事務的流程與細節。「全院上下，不只是醫師、護理師，而是每個人都如臨大敵，不斷複誦整個操作流程，就連總務、工務單位也不例外，因為包含醫院內、外環境，都在評鑑範圍中，」許弘毅說。

對當時的童綜合來說，JCI評鑑不僅是一場全面提升品質的活動，更成為一場全體動員的戰爭。

激起自發的動力

「即使已經過了十四年，我到現在都還記得當時全院上下瀰漫的緊張氣氛，」童綜合高級專員何素娟回憶，2008年第一次做JCI評鑑時，「整個空氣就好像凝結了一樣。」

除了醫療現場的細節，醫院的硬體設施，例如：樓層屋頂、消防安全，甚至廚房、停車場、太平間、垃圾場，每個細節只要涉及照護流程與環境設施，JCI評鑑委員都不會放過。

何素娟舉例，台灣氣候潮濕，牆壁難免出現霉斑，但在評鑑委員眼裡，這些都不應該存在，沒有任何理由；至於室內的蒼蠅、蚊子，以及室外排水管路積水的現象，或是蟑螂、老鼠等生物，更加都是「禁忌」。

為了能夠順利通過評鑑，童綜合不僅聘請JCI的顧問前來協助，同時設立教育訓練課程，員工們更是嚴陣以待。

「我們自己成立讀書會，還『考前猜題』，針對評鑑委員可能提出的問題，製作題庫及隨身教戰小手冊，不斷相互練習與評鑑委員對答的狀況，深怕一個不小心，會成為院方評鑑失敗的罪人，比自己參加

護理
醫療
臨床
Welcome to Tungs' Taichung MetroHarbor Hospital for
JCI Accreditation Video Survey December 28, 2020~January 1, 20

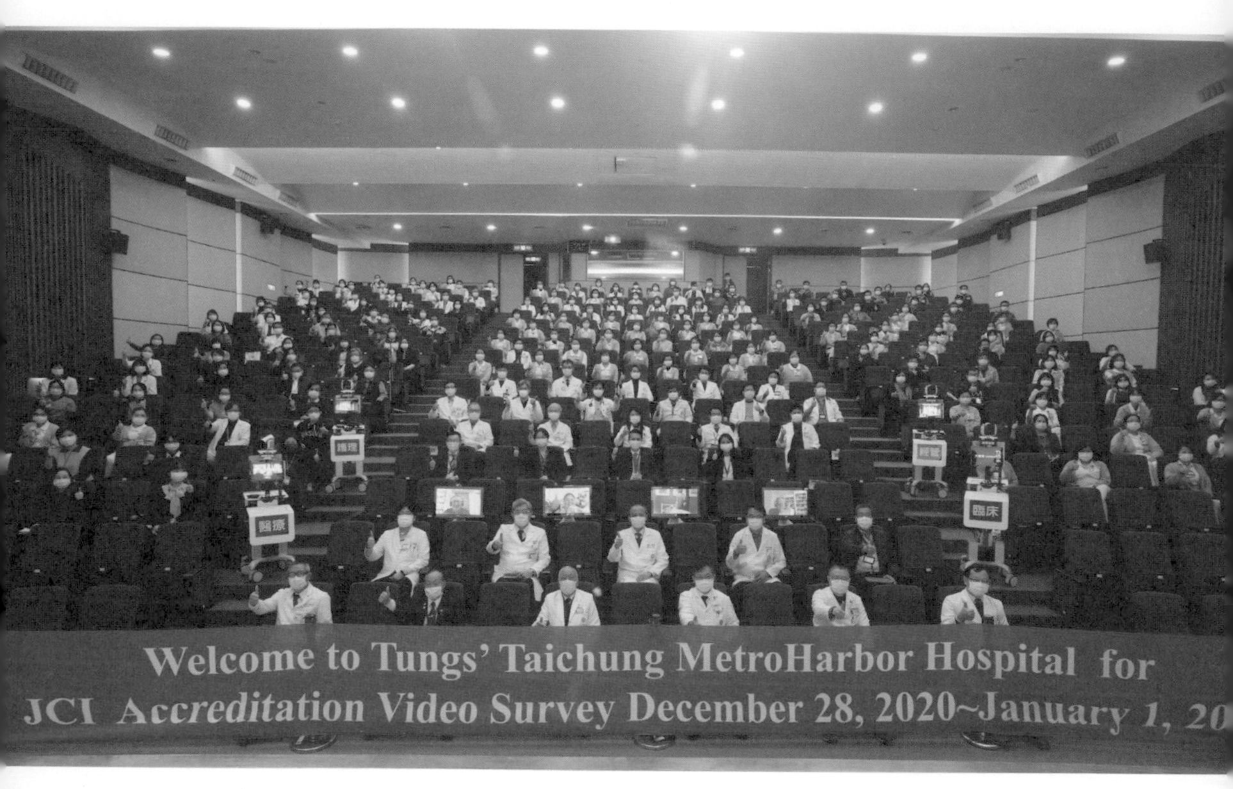

2020年12月月底，恰逢疫情期間，童綜合連續五天以視訊方式，與四位身在海外的JCI醫療專業委員溝通，通過第五度評鑑。

國家考試還要緊張，」何素娟說：「現在講起來很有趣，當初可是每個人都戰戰兢兢。」

JCI評鑑緊密部門關係

「如果說大家從一開始就踴躍支持參加評鑑，那肯定是騙人的，」參加過三次JCI評鑑的郭姿纓說：「不過，反對的聲音很快就消失了。」

一開始，總是最困難的，但是隨著時間過去，愈來愈多人發現，參與JCI評鑑，不僅提升品質，獲得病人與家屬的肯定，還有助打破部門間的本位主義，自己的工作流程變得更加順暢，接受度自然也就提高了。

即使已事過境遷，當年的心境變化，曾參與的人還是記憶猶新。

「在評鑑前，各部門都會自己做筆記，還有隨身的教戰小手冊，但是真正面臨評鑑時，我還是緊張到窒息，深怕自己說錯話，」郭姿纓說，「不過，等到評鑑開始，緊張的氣氛反倒一下子全沒了。」

為什麼會有這樣的反差？

「因為評鑑委員很風趣，無論是提出問題，還是整個互動的過程，都很活潑，不會有壓力，而且這些細節早就落實在平日的工作中，」郭姿纓說，「評鑑委員還會透過翻譯，要我們不要緊張，用中文好好說即可。」

甚至，她說：「其實我很意外，委員提出來的問題比較開放，不是很制式化或需要硬記的教條，而是要真正將這些做法活用、落實在日常的醫療現場。」

「我們的每一個好成績，都不是突然來的，而是因為我們很早就做好準備，」童敏哲經常這樣說，而這句話在童綜合取得JCI認證的過程中，再次驗證。

名列全台四家重度級責任醫院

為了提供完整的臨床照護服務，童綜合很早就認知到串連病人資訊的重要，在2007年就使用行動護理車，從護理人員為患者量體溫、血壓等生理數據到給藥，所有資訊都能即時傳送，讓整個照護團隊看見患者的情況，沒有時間落差。這份用心，在JCI評鑑時發生功效。

「行動護理車資訊化之後，病人的所有資訊都清楚且詳細整合，醫師與護理師都能有系統、清楚且嚴謹進行每個步驟，例如：病人的疼痛評估與處理疼痛的準則，以及不同途徑給止痛藥後的監測等，流程步驟都是一致的，」童綜合護理部主任黃瑞芬說，「JCI評鑑時，就是要求醫師與護理師必須要有一致的評估標準才能通過，而我們靠著資訊化做到了，也讓童綜合第一次參加JCI評鑑就成功。」

不僅如此，因為有了JCI評鑑的經驗，童綜合對於醫療資源的統籌與分配也有了完整的規劃和做法，連帶在2010年，衛生署首次針對國內醫院緊急醫療處置效能及持續性照護品質進行深度評核時，童綜合再度闖關成功，成為全台四家重度級急救責任醫院之一。

隨著作業流程標準化與醫療照護品質提升，好的影響也逐漸顯現，「連醫療糾紛和病人投訴都少了許多，」許弘毅半開玩笑說。

「能夠五度通過JCI評鑑，代表我們的醫療品質和服務都與國際同步精進，且院內同仁在執行作業時，都是以病人為中心來考量，並遵循一定的流程規範，才能獲得最佳的醫療結果，」連啟勛強調，「好的醫療品質是要提供符合病人需求的服務，讓患者與家屬感到滿意，醫院經營的成本與效益也能合理化。」

以人為本，守護病人安全

不可諱言，醫療存在許多不確定性，如何與家屬溝通，完美解決或減少病人抱怨，對醫院經營管理是一大挑戰。

「所以，還是要回歸到『以人為本』、『以病人為中心』的基本理念，做好醫療品質管理，」連啟勛指出，「也就是以病人安全為主軸，推動品質指標監測與管理、品質改善活動推展、標準作業程序規範制定與管理，以及異常事件通報及管理等業務。」

以異常事件通報為例，他談到：「不是只要通報就好，我們還會鼓勵通報者，盡可能詳盡說明事件狀況與背景資訊，這樣品質管理中心才能分析發生原因並檢討、追蹤改善成效。」

醫療照護流程不易量化，透過評鑑制度來檢視自身能力，成為醫療院所自我提升的方式之一，也藉此與國際接軌。「取得認證不是結束，而是找出改善工具自我檢核、激勵醫院持續追求卓越的開始，所以我們還是要回到以病人為中心、以病人安全為依歸，做好精實管理，不斷檢視、修正、改善醫療照護流程，未來還要朝向提供病人最好的健康照護環境而努力，」連啟勛如此自我期許。

3 打造國際醫療轉送品牌

「你好！我們是童綜合醫院國際醫療轉送人員，我們來帶你回家了。」

身在他鄉異地，因受傷或突發疾病等待回國治療的病人家屬，聽到親切又熟悉的母語回應時，往往忍不住激動，抱著前來帶他們「回家」的醫護人員大哭，躺在擔架上的病人也不禁跟著默默流淚……

如此場景，過去十六年，在世界各國機場、醫院，一次又一次上演。

跨國救援，領先亞洲

看見童綜合的國際醫療轉送人員，代表回家的路已經不遠。

「很少人知道，台灣在國際醫療轉送服務的發展，領先許多亞洲國家，目前全亞洲僅新加坡和台灣設有國際緊急醫療機構，」從事國際空中醫療轉送服務超過二十五年、童綜合航空醫療救援中心執行長盧立華說，「童綜合更是台灣唯一能執行緊急醫療包機的醫療機構。」

從2007年負責童綜合第一例國際空

中醫療轉送服務以來，「我每天隨身帶著兩支手機，一年三百六十五天、每天二十四小時，隨時接收來自世界各地的緊急醫療救助電話，」他笑著說起自己過去十六年不變的習慣。

怎麼會由執行長自己當接線生？這是許多人的疑問。

盧立華說：「自己接電話比較快，可以直接判斷病人需要什麼方式的救治，不用透過第三方傳達，而且我們有配合的航空業者，如果病人情況嚴重，調度完飛機或者機位後，就能馬上召集相關醫療人員與設備，立即出勤前往國外救人。」

相較於其他單位需要尋找配合的醫院、協調適合救援的醫療團隊，再調度飛機，往往需要三、四天甚至一週以上的時間，童綜合團隊從接到救助電話開始，最快一天就能出發，甚至有一次從接到電話到前往中國大陸深圳把人接回台灣治療，只花了十一個小時。盧立華指出，「團隊成員都住在醫院附近，護照、台胞證、各國錢幣……，全部放在醫院，一旦有緊急任務，安排好機位或專機，大家拎了器材馬上就可以出發。」

不過，這兩年受新冠肺炎疫情影響，各國政府進行邊境管制，往往需要多花三至五天乃至兩、三週時間，「相較於過去接到電話就可以立即出發的情況，有很大落差，」盧立華忍不住感嘆。

投入生命戰場第一線

高度的機動性與效率，不是一朝一夕可以做到，而童綜合大力催生這些成果的源頭，卻是來自盧立華生命中的幾次「意外」。

出生醫生世家的他，原本學的是中醫，人生軌跡應該是成為坐著望、聞、問、切看診的中醫師，沒想到卻投入生命戰場第一線，擔任急診醫師，最後成為空中救援醫師，投入國際醫療救援服務。

「全都是因緣際會使然，」盧立華回憶，從中國醫藥學院畢業後，到馬階醫院實習，但當時馬階未設有中醫科，於是他改到急診室，從急診住院醫師做起。第一次接觸到國際空中醫療轉送服務，就是在他擔任急診醫師時，協助捷上援助與國際SOS（International SOS）執行國際醫療轉送。

也恰好是在那段期間，從事鰻魚養殖的盧立華大哥從丹麥請來的工程師不幸發生車禍，腿部嚴重骨折，正當一群人焦急要如何處理的時候，反倒是那位工程師冷靜地告訴盧立華：「我的國家會派醫療專機來載我回國治療。」三天後，果然有一台醫療專機與兩組醫療人員從丹麥來到台灣，接工程師回國醫治。

看見台灣可以更好的地方

這樣的社會福利制度讓盧立華大受衝擊，也因此看見台灣醫療服務可以做得更好的地方：「台灣的健保制度讓人民享有良好的醫療資源，卻還沒有完善的後送醫療機制，而且多數的醫療轉送費是由保險公司支付，但國際空中醫療轉送只是商業保險附加的服務項目，真正需要使用時會有許多限制。」

舉例來說，一旦國人在海外發生意外，保險公司往往不敢轉送高風險病人，讓患者與家屬在性命交關的同時，還必須面對國外高昂的

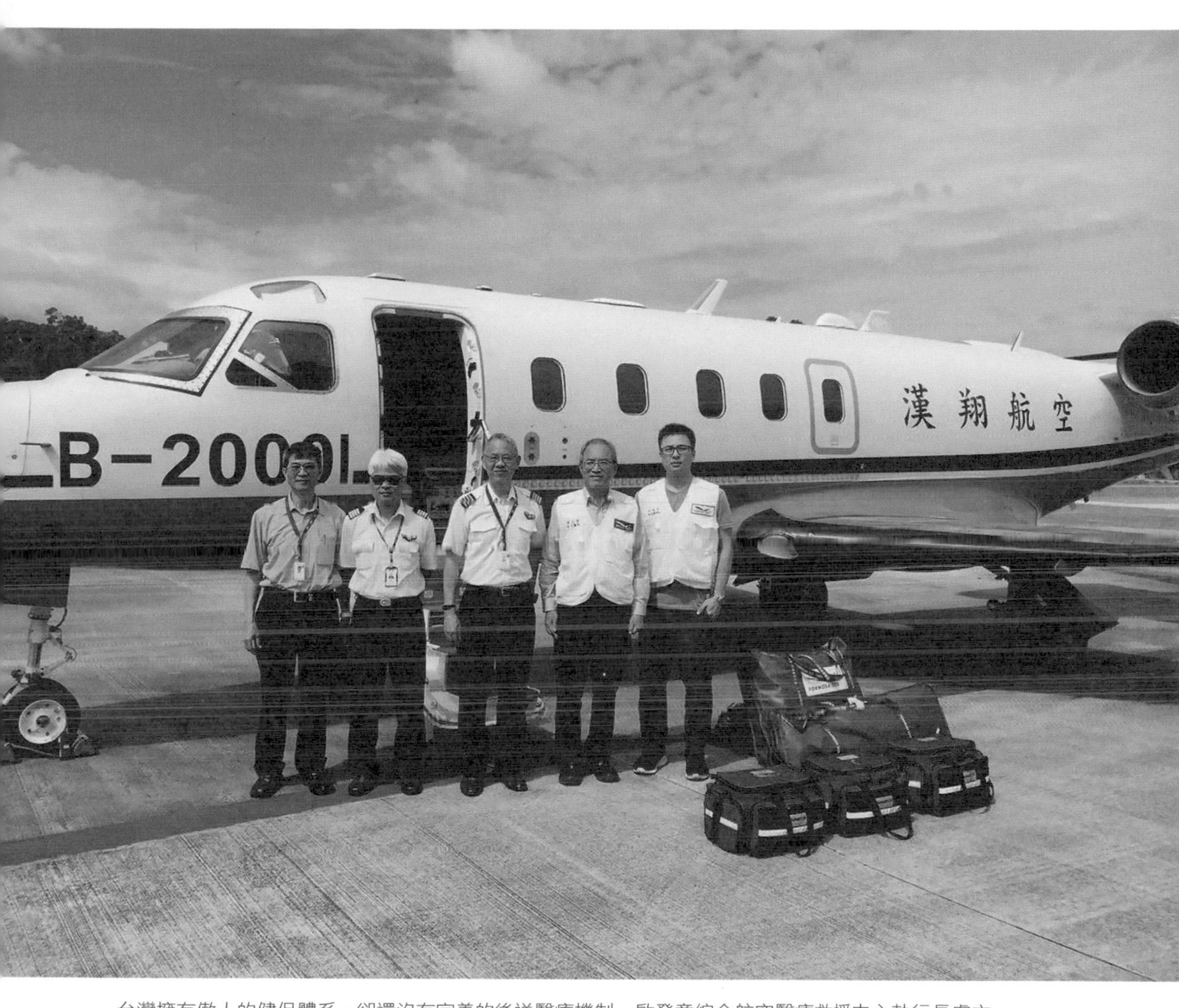

台灣擁有傲人的健保體系，卻還沒有完善的後送醫療機制，啟發童綜合航空醫療救援中心執行長盧立華（右二）投入打造「以醫療為出發點」的國際醫療救援服務，至今已超過二十五年。

醫療費、天價的國際醫療轉送包機費。

相較於商業保險的錙銖必較，「台灣是否能有一個『以醫療為出發點』的國際醫療轉送服務？」這樣的想法在盧立華心中悄悄萌芽。

險些與理想失之交臂

實現想法的契機，出現在十八年前的童綜合。

2005年，盧立華受邀到童綜合，就如何發展直升機救護相關議題進行分享，參觀了梧棲院區頂樓的直升機飛行場——那是當時全台唯一一座符合《民用航空法》規定，可供十公噸重海鷗直升機起降、專供醫療救護使用的民用直升機飛行場。

二十一世紀初，亞洲地區對於國際空中醫療轉送的概念還不成熟，包含日本，也是在2007年才開始建構全國直升機救護體系，但童綜合梧棲院區在興建初期，便將直升機飛行場納入其中，從停機坪接到病人後，如果有需要，立即就有比照標準病房的床頭管路，可以抽吸、供氧、插管、輸液……，進行各種急救，還有電梯可直達急診室、開刀房或加護病房。

原本就對空中醫療轉送心心念念的盧立華，此時更忍不住熱血，渴望落實自己的想法。

時機很快到來。當時的童綜合院長童瑞年邀請盧立華到院內任職，「面談那天，我跟童院長兩個人就直升機醫療的想法交換意見，各種新的想法不斷出來，兩人談到忘我，事後才發現，居然完全沒有談到薪水的事……」回憶起往事，盧立華忍不住笑出聲。

盧立華的理想眼看將要實現，但空中醫療轉送不是一個人的事，而當時的童綜合儘管思維前瞻，現實卻是絕大多數院內人員缺乏實務經驗，尤其「空中不比平地或急診室，病人有問題隨時有人可以支援，對於急診醫師的專業和臨機應變能力，要求更高。」

他舉例談到，每次病人上飛機前，醫療小組都會事先計算好這次航程需要的氧氣、電力需求，加上備用量，請航空公司準備；不料，有一次從美國運送病人回台，上機後才發現氧氣瓶的容量與標示不符，有的氧氣量只有一半，且原本機上有八小時可供使用的不斷電系統，由於久未使用，蓄電力剩不到一半，連同備援裝置，三組設備都有同樣的問題，結果航程飛不到一半，氧氣與電力就全沒了。

還好，盧立華當機立斷，連同他在內的機上三位醫護人員，輪流一路壓著人工呼吸急救甦醒球，十多個小時的航程幾乎沒有休息，終於讓病人安全回到台灣。

夠專業，才能大膽迎接挑戰

危機解決了，但這樣的人為疏失，不應該存在。

於是，盧立華開始馬不停蹄開展人員培訓工作，甚至直接找來直升機做模擬演練；漸漸打開名聲後，又有保險公司找上門，請求童綜合協助進行國際醫療轉送服務，他又開始帶著急診醫師余宣宏與護理師開始做轉送服務訓練。

他說：「當時只要有國際醫療轉送案件，我就帶著余宣宏一起出發，手把手傳授經驗，因為這些都是課本上沒有的，一定要口授心傳慢慢傳承經驗，直到可以放手時，就讓余宣宏帶著護理師去做接送業務。」就這樣，一組一人慢慢帶，讓整個童綜合國際醫療轉送服務團隊都能熟悉操作內容。

一次次的教學與實務經驗累積，後來就連保險公司評估無法轉送的患者，盧立華也能毅然接下。

「不是我膽子大，」他說：「這是臨床經驗的專業判斷。」

曾經有位在印度因裝設機台受傷的台籍工程師，保險公司評估後，認為無法載運回台治療；工程師任職的公司輾轉找到盧立華，他評估傷勢後，認為可以做到，便立刻派員前往印度，平安將人帶回台灣接受治療。

「很多保險公司委託的醫院不敢接，主要是空中醫療轉送牽涉到許多航空相關知識，除了病人的情況、空中的氣壓、溫度及飛行高度等，病人在飛機上面會發生哪些變化，都要很清楚才能夠控制，」盧立華強調事前評估準備的重要。

搶救生命不該因經濟條件而有差別

醫療是關乎生命及健康的服務，不應該因為經濟等因素而讓生命受到差別對待。然而，一般民眾想到國際醫療轉送，往往直接聯想到的，就是百萬元起跳的醫療專機，只能望之興嘆。

「其實，國際空中醫療轉送服務可以有許多選擇，」盧立華指出，「有時也會利用民航機定期航班，規劃輪椅、醫療擔架等不同方式，醫師會視病人情況判斷，再做醫療轉送安排。」

他補充說明，醫療專機的優點是隨時可以起飛，機上設備猶如一台空中救護車，但費用最為昂貴；再者就是醫療包機，利用民航機在內部裝上擔架與醫療設備，也可以運送病人，費用與民航包機一樣，之前林志玲在中國大陸墜馬受傷，就是搭乘醫療包機返台治療；至於利用民航機的定期航班，則只需要拆除部分經濟艙座椅，再改裝擔架與醫療設備即可，或者用商務艙帶人回來，是較低廉的醫療轉送方式。

甚至，還有另一種變通方式。

專業判斷後的應變方式

盧立華指出，曾有位女性模特兒在美國發生車禍，身上多處嚴重擦挫傷，當地醫院認為要做手術，否則就必須在三天內出院，而接到家屬求救電話的盧立華，那時正趕往美國接另外一位病人回台。

看到家屬傳來傷者的相片，他認為不需要做手術，建議家屬由台灣派人去包紮後帶回來即可。雙方協調後，他派出一位原本在燒燙傷病房工作、具有包紮專長的專科護理師，帶著敷料去美國救援。為了表示對醫護人員的尊重，家屬特地為護理師訂了頭等艙座位，自己坐經濟艙。後來模特兒順利痊癒，目前仍活躍於業界。

這種模式，家屬支付的費用，包括：機票、醫材與護理人員出勤等項目，相對較便宜。

不過，盧立華也直言，「國際空中醫療轉送服務很難有『公定價』，因為變動因素很多，像醫療專機的費用，就包括：機場費用、飛行時數、飛行里程，以及醫療團隊人員與停留天數等。」

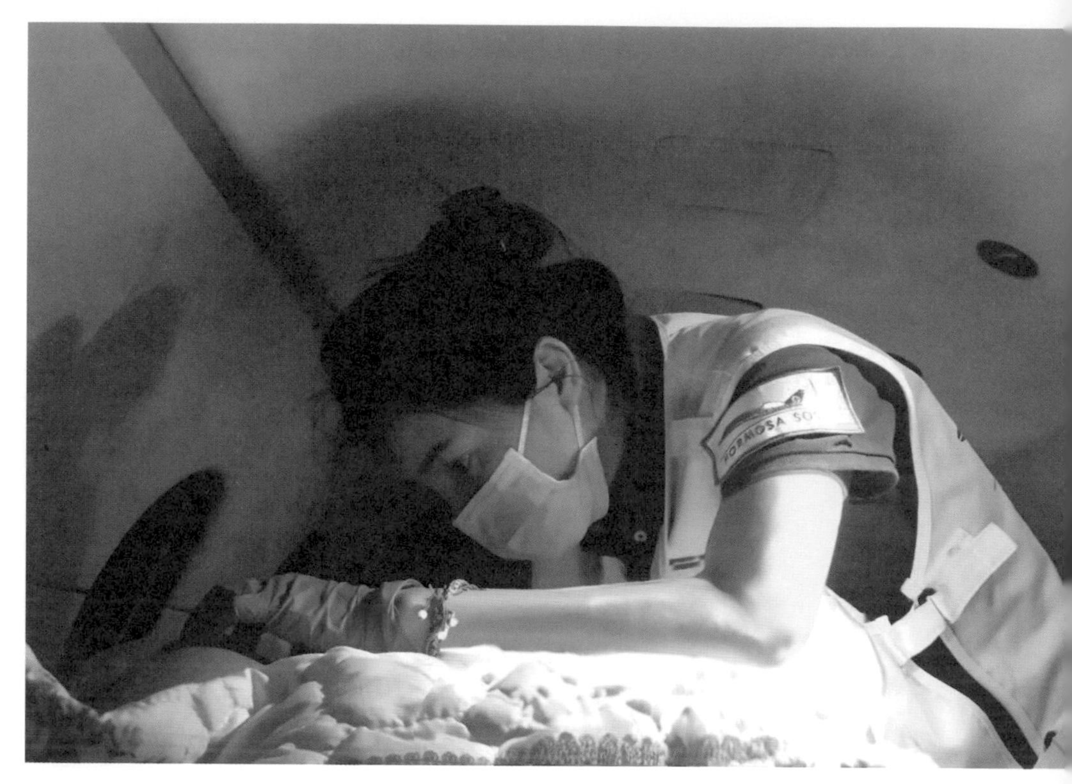

台灣醫療專機受限於機型，較無法執行長途任務，如今更陸續面臨服役年限問題，因此童綜合航空醫療救援中心執行長盧立華期待，政府能夠出面主導，打造完善的國際空中醫療轉送體制。

目前國際上提供國際醫療救援服務的組織，包括：國際SOS、EMSOS、聯合國際救援（UIA）等；在台灣，也有屬於我們的國際空中醫療轉送品牌。

催生本土品牌

「在海外生病或受傷，想要回到母國接受治療，是人之常情，」盧立華談到，隨著國人前往海外工作、就業、旅遊的人數愈來愈多，每年需要海外醫療轉送服務的案件就有四百多件，「為因應緊急醫療需求，童綜合率先在2014年成立本土救援品牌『FORMOSA SOS』，如今已在全世界一百九十四個國家設有服務據點，截至目前為止協助的個案已突破千例。」

談起童綜合開展國際空中醫療轉送服務的歷史，盧立華如數家珍：「最早是在2007年，我們在民航機上架設醫療擔架，將台商從泰國送回台灣；現在，服務愈來愈多元，除了把國人從海外載回台灣就醫，還可以依病人需求選擇醫院，也會服務一些母國沒有醫療專機的患者，載送他們返鄉治療，甚至還曾經一天同時出動三組人，分別前往日本北海道、中國大陸廣州與緬甸仰光。」

憑藉長期的經驗累積，現在，童綜合急診部的醫師、護理師已經能夠承接來自各界與保險公司委託案件；隨著業務量愈來愈多，醫院也持續擴充相關人員編制，整個團隊已有八位醫師、八位專科護理師、二位護理師，隨時因應任務需求調度使用。

「這是一件需要跨部門團隊合作才能做好的事，除了急救部門，還需要醫院各部門的配合，例如：患者是兒童，就要小兒科醫師隨行；若是病人需要安裝葉克膜，就必須派體外循環師一起出發⋯⋯，無論哪種形式，院方的支持都相當重要，」盧立華語重心長地說。

救人之外也醫心

有時，除了救人，盧立華還得扮演心理治療師的角色，在危急之時安撫家屬不安的情緒，以及當家屬在親情、責任與後續照護等問題拉扯時，傾聽他們的心聲。

盧立華回憶：「有一次半夜手機響起，原以為是緊急救助事件，接通之後才知道，原來電話那頭，是隔天任務的家屬，但對方打這通電話的目的，並不是病人情況有變化。

「我還來不及開口問，電話那頭就先嘆了一口氣，再幽幽地說：『盧醫師，我是不是很笨⋯⋯』

「接著家屬在電話中透露，要接回治療的患者是一位台商，他到中國大陸經商二十多年，早就在當地另結新歡，棄台灣家庭不顧；現在，生病了，想回台灣治療，家人還得接納與照顧⋯⋯」

多種複雜情緒拉扯，家屬徹夜難眠，只好找盧立華訴說自己的無奈，而類似這樣的案例還有許多。

早年智慧型手機尚未問世，盧立華出發前，還曾有家屬特地打電話給他，「原本以為家屬是要叮嚀小心照顧、安全回來之類的話語，結果對方劈頭就說：『盧醫師，你到醫院或者機場後，麻煩用相機把那個小三的樣子拍給我看，我要看那個小三是長什麼樣子⋯⋯』」

許許多多特別的經驗，讓盧立華在接送病人的過程中，看盡人世百態。

不分國籍，讓患者都能平安回家

曾有一位赴澳洲打工的學生從烏魯魯（Uluru）巨石的石縫間摔落，全身二十多處骨折，在澳洲等待救援。盧立華接到家屬救援申請後，飛到布里斯本，用醫療包機將人送回高雄治療。然而，這段過程卻讓年輕學生欠下巨款——澳洲當地把人帶離現場的空中救援，再加上醫療費用，合計約三百萬元。後來，是童綜合先行代墊相關費用，才能把人帶回台灣醫治，之後再由患者與家屬分期付款償還。

所以，「出國一定要投保海外醫療險，否則發生意外，高額醫療費用不是一般人能夠承受得起，」盧立華提醒，「即使是到海外渡假打工，也要先設定好保險，健保更不能退保。」

值得一提的是，除了幫助國人回台灣醫療，有時也要將來台工作受傷的外籍移工送回國。

「我們不是把人送回去、扔在醫院就不管，還要將人交到家屬手中，才算任務完成，」盧立華說，「有些醫療資源不足的國家，護理師還要事先調查醫療耗材要去哪裡買，交代完整後才送病人回國。」

因為這份用心，也讓他獲得意外的感動。

「有一次送移工回家，當地人湊了一大包錢給我，裡面是皺成一團的五元、十元紙鈔，我知道他們真的是很認真想表達自己的感謝，」盧立華說著也忍不住動容。

過去十幾年，接到求救電話後，盧立華總是馬上帶著證件、機票，背上醫療裝備衝第一線，也因此他身上隨時備有十二個國家的錢幣，放在醫院裡的護照也是不斷加頁、再加頁。

期盼人們能擁有健康生活

一生救人無數，看著童綜合逐漸樹立起台灣國際醫療轉送服務新標竿，盧立華忍不住生出一個「貪心」的願望。

「我想在七十歲之前退休，」1959年出生的盧立華說，他買了一塊地，準備在退休後種植大量肖楠，從事碳中和的工作，搶救已經被送進急診室奄奄一息的地球。

從救人到救地球，這份心願很大，卻又有著異曲同工之妙，都是希望可以搶救更多生命，讓人們擁有美好、健康的生活。而憑著這份初心，對於台灣的國際空中醫療轉送，他也有同樣弘遠的期許。

「目前台灣只有兩架醫療專機，分屬中興航空與飛特立航空，但都是小型噴射客機，最多只能飛行兩、三小時，無法直飛目的地，必須落地加油才能再起飛，耗去太多時間。

「不僅如此，這些飛機瀕臨二十年使用年限的問題，若航空公司沒有添購新機，未來恐將沒有醫療專機可用，但若要採購大飛機，價格太高，一般民間醫療單位無法負擔。

「所以，如果要在第一時間搶救人命，仍需要由政府主導，建立一個完善的國際空中救援組織，讓台灣的國際空中醫療轉送服務可以照顧更多海外傷病的國人平安回家，」盧立華深深期許。

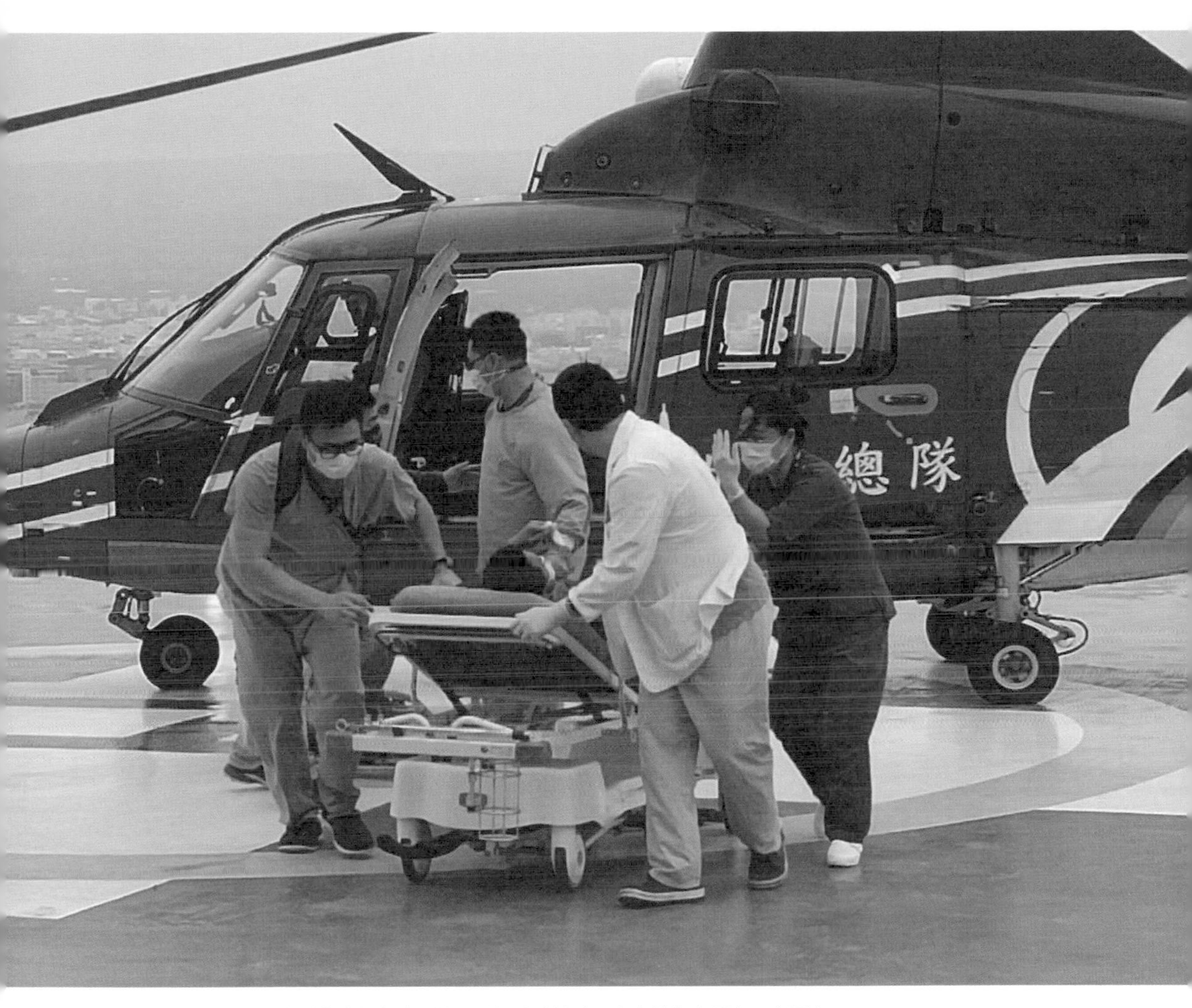

台灣的空中醫療轉送業務仍有待完善，才能持續協助更多海外傷病國人平安返家。

4 以幸福職場吸引人才

「1977年從弘光護專畢業之後，就到童綜合服務，這是我的第一份工作，連小孩也都在這裡出生，在職場的時間比在家中的時間還長，就像我的第二個家……」2021年服務滿四十五年退休的童綜合前策略管理師何素娟感性地說。

一路跟著醫院成長，當時班上十多位一起到童綜合工作的同學，隨著嫁人、轉職，一一離開，何素娟卻從護理師一路做到護理長、督導，再從第一線轉到行政職直到退休。現在，她是童綜合的顧問，後輩護理師們暱稱她為「媽祖婆」，因為她就像活字典般，不懂的事找她總能得到完美解答。

共同打造溫馨和諧職場

根據ICN（國際護理學會）統計，台灣護理人員平均年資僅六・五年。然而，在童綜合，員工平均年資是九・五年，十年以上資歷的員工約占四成。

一家中部醫院，高壓的醫療現場，為什麼他們可以留住人才？

「如果要說留住人才的關鍵是什麼，」在童綜合服務超過二十年的人資室主任陳明婷認為，「答案應該就是處處為員工設想，全院上下共同打造溫馨和諧、如同大家庭一般的職場。」

「當時醫院還很小，創院院長童瑞欽一家住在五樓，六樓是護理師的宿舍，護理師們的感情都很好，彼此互相剪頭髮、燙頭髮，甚至互相幫忙介紹男朋友，無形中也培養出良好的默契，一旦有緊急事件，大家便直接衝下樓到醫院幫忙，」何素娟笑著說。

可是，「醫院雖然小，對於員工的栽培卻不遺餘力，」她回憶，三、四十年前，院方就鼓勵員工進修，甚至安排到台北的醫學中心，如：北榮，進行觀摩與學習，再將進修學到的技術帶回醫療現場，讓鄉下地方也能有都市的醫療水準，「即使已經做到護理長，院長還是要求我再進修管理相關知識，而且提供公費與公假，我就這樣一路進修。」

有專業，也有人情味

「這裡好像會黏人，」高職畢業就到童綜合工作的護理部督導陳雅惠直接說出自己的感覺。

高職護理科畢業，到童綜合工作幾年後，陳雅惠因為考上北部二技護理系而離開，畢業後直接留在北部的醫學中心工作，但她一直記得童綜合的溫暖與大家庭的感覺：「在北部醫學中心工作，環境中有『專業』，卻感受不到『人』的溫度和『家』的感覺。」

為什麼會有這樣的落差？

「剛到醫院工作時，我還是個菜鳥小護理師，有一次在走廊上，童瑞欽院長走過身邊，親切地喊了一聲『雅惠』，問我習不習慣⋯⋯」儘管這聲問候已經是近三十年前的事，陳雅惠依然沒有忘記當時的感動，「這裡很不一樣，有專業，也有人情味。」

有時在大夜班的清晨，還會見到院長親自問候同仁「忙不忙啊？」「你們好不好啊？」她說：「這種沒有架子的走動式管理，讓同仁覺得很溫暖。」

時至今日，醫院員工人數直逼三千人，這樣的文化依然存在。童綜合董事長童瑞年、總院長童敏哲，在院區遇到新同仁時，一樣能親切叫出員工的名字，讓員工覺得自己受到重視、被看見。

打造舞台並解決生活問題

「不過，單靠人情無法吸引人才前來或留下，我們也曾經面臨人才招聘不足的問題，」陳明婷坦承，「因為地理環境因素使然，導致招聘醫生與護理師相對不易。」

解決問題的方法，「我們認為，必須為童綜合打造出獨有的特色、把招牌擦亮，才能吸引人才，」她指出，「所以，我們大舉投資，精進醫療設備、幫助醫師提升醫療專業技術與能力。」

除了打造舞台，建置能讓同仁全力發揮的環境，陳明婷談到：「我們也努力打造與其他醫院不一樣的軟實力，例如：從員工福利著手，強化員工對醫院的歸屬感，雙管齊下才能吸引人才，進而留才。」

她舉例談到，醫院二十四小時都要有醫護人員輪班工作，所以，

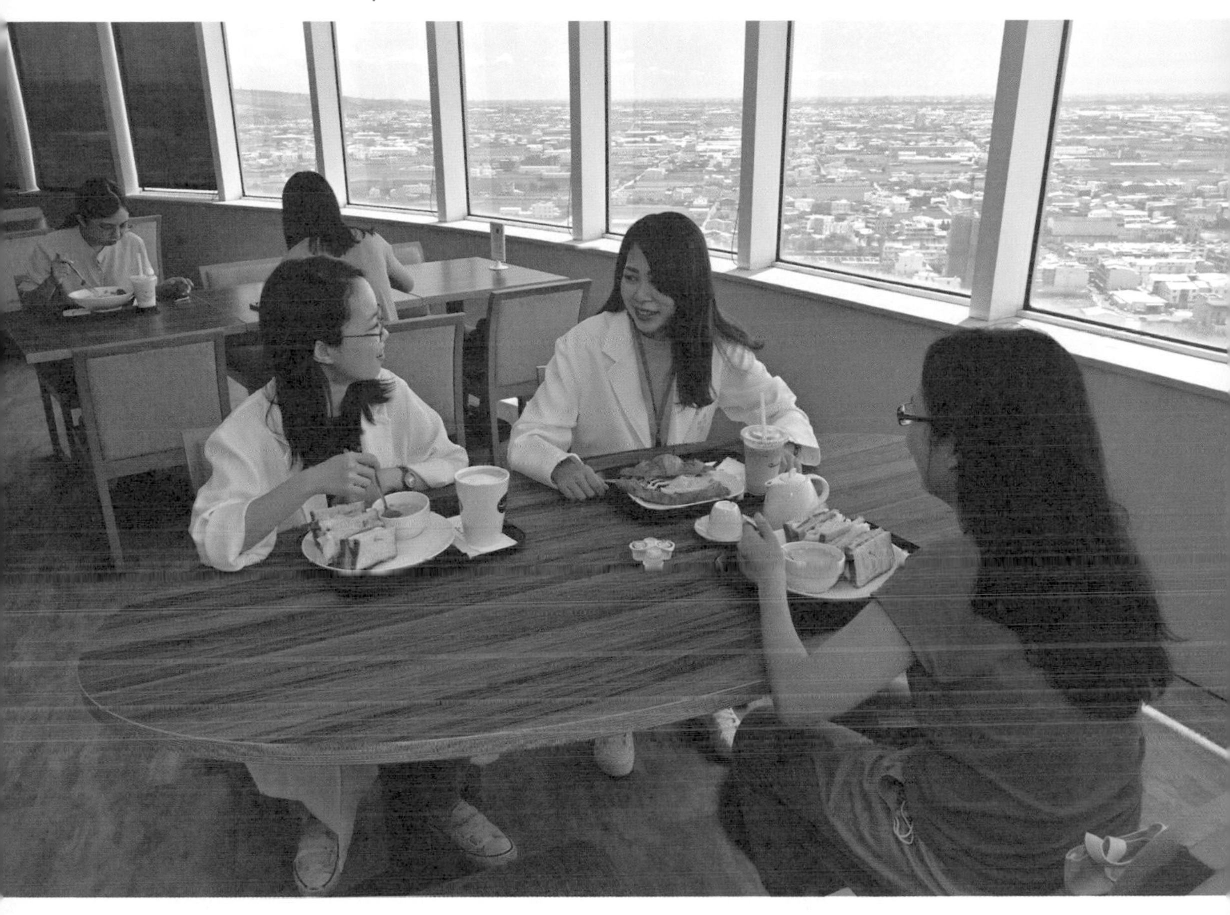

可三百六十度旋轉的景觀餐廳就位在醫院頂樓，擁有俯瞰台中市區景色的優點，童綜合員工常至此交流與用餐。

為了照顧遠地或者離家遠的員工，院方建置兩棟員工宿舍，走路三分鐘就到醫院，住宿費用也低於市價。

此外，宿舍分單人房、雙人房與家庭房，每個月不含電費，單人房每人只要四千元、雙人房每人二千五百元，約莫是鄰近地區同等房屋的半價，讓員工不用為居住問題發愁；不僅如此，為協助員工解決托育問題，於是童綜合斥資千萬元，設置托嬰中心，由專業的托育機構師資進駐，讓同仁沒有後顧之憂。

有幸福員工才有幸福患者與家屬

對於員工的心理層面，童綜合也同樣重視。

譬如，在醫院高壓的工作環境中，員工需要適時紓解，因此童綜合在宿舍內設有健身房、KTV室、舞蹈教室及DIY教室等各式設施，並舉辦年度員工卡拉OK大賽，此外還邀請講師舉辦心靈成長課程、夢境解析等活動，協助員工解決睡眠問題。甚至，考量童綜合地處偏遠且交通不便，較缺少年輕員工喜歡的娛樂場所，於是院方想到，員工可能會有想逛夜市的需求，在疫情之前，曾每週一天提供交通車，載員工前往市區夜市購物。

「我們從不同面向考量不同年齡層員工可能的需求，」陳明婷說，「員工在職場中獲得幸福感，才能夠提供更好的服務，醫院的工作也是一樣，所以我們非常重視員工身心健康。」

「經營者把員工當家人，才會讓員工有『家』的感覺，」陳明婷說，「如果職場像是一個大家庭，每個人都想讓這個『家』變得更好，會更發自內心想要提升醫療服務品質，全心全意照護病人，這就是我們所謂『以人為本』的經營理念，對待病人或醫療團隊成員都是如此。」

機動調度，協助員工順利進修

生活照顧之外，生命成長也同樣重要。

「我們希望做到讓同仁與醫院共同成長，」陳明婷說，「醫療新知日新月異，院方很鼓勵員工進修，以拓展視野、增進學識與專業技能，因此會在時間安排上盡量給予方便，包含班別或假期調整，同時還提供『學位進修假』給年資較淺、假期不足的同仁使用。」

陳雅惠補充談到：「醫院三班制對於護理人員進修很方便，例如，上夜間部的同仁就盡量排大夜的班，晚上上課，結束後到醫院上班，下班後回家睡覺休息；而上日間部的同仁，就排小夜班，回家後還有時間可以休息。」

同一個單位的人都去上課，誰來照顧病人？

這一點，童綜合也考慮到了。「若是同一個部門有許多同仁同時進修，院方便會與同仁討論後，設法調整到其他科別，盡量讓每位同仁都能完成學業，」陳明婷說。

值得一提的是，給予員工成長的「推力」之外，童綜合也會適時給予「拉力」。

醫護人員面對各式各樣的病人，身心靈皆長期處於高壓與緊張狀態，長久下來不利身體健康。但是，病人有身心問題可向諮商心理師

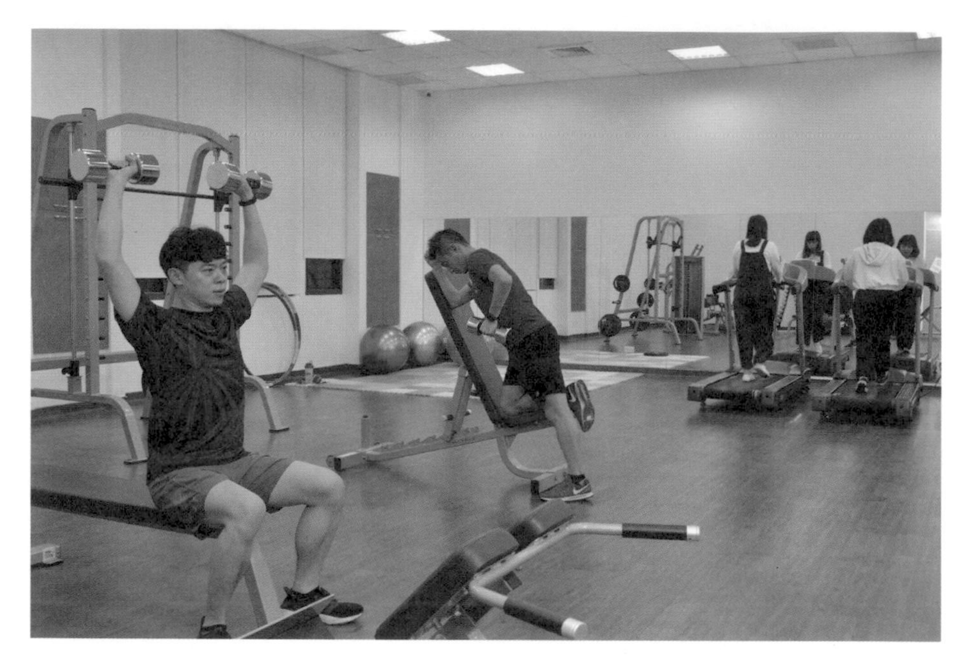

童綜合興建員工宿舍，並提供健身房、卡拉OK等設施，讓同仁在休息時間可以自在放鬆身心。

尋求協助，醫護出現身心狀況該怎麼辦？

「我們設置了『員工關懷心理師』，院內有『58585』（我幫我幫我）專線為員工排解心理相關問題，」陳明婷說，「童綜合員工中，女性員工占了七六％，在開設心理課程時，便會特別針對女性如何紓解心理壓力等項目，安排適合的主題，例如：辦理『女性心理壓力與月經療癒』；此外，像是因親人過世或者病人死亡，而對員工造成創傷後壓力症候群（PTSD），或是員工遭遇生活困境、工作困難，員工關懷心理師都可以適時提供協助。」

讓溝通管道更順暢

「無障礙的溝通管道、多元的勞資協商對話，管理階層、醫護職工各部門可以聚在一起吃飯、聊天而沒有壓力……」陳明婷認為，「沒有明顯階級文化的工作環境，應該是讓員工最有感的地方。」

她以自身的例子說明：「有一次，父親生病住院，當時的院長童瑞欽、副院長童瑞年知道後，特地到病房探視、關心病情，當時我還只是一個小職員；後來我才知道，醫院最高管理階層會到各樓層走動式管理，遇到員工眷屬生病便會親自去探視與問候。我認為這種心意是會讓員工很感動的，也是凝聚員工向心力的最重要關鍵，而正向的鼓勵會讓員工勇於提出各種新的建議與想法，帶動更多正向的循環。」

典型的例子之一，是「連醫院參加台中市政府舉辦的幸福職場評選，也是由下而上推動，院方在員工提出後就全力配合與支持，」陳明婷說，「一般企業大都是公司指定報名參加，童綜合卻是由同仁自己提出想要報名參加，顯示員工對於自己所在的職場環境十分滿意。果然，後來我們連續獲得勞動部『工作生活平衡獎』、台中市政府幸福職場評選的最高榮譽『推動幸福五星獎』企業、衛福部績優健康職場評選的『健康關懷獎』。」

這樣的用心，不只留住資深員工，也吸引不少各領域的權威醫師聞名而來。

文化契合，良醫陸續加入

「管理階層對醫療專業的尊重、對於醫師給予專業發展的空間與協助，是吸引我成為童綜合一員的主因，」神經內科權威、童綜合醫療副院長許弘毅說：「院方對於醫療現場所有員工付出的尊重與感謝，不同於醫學中心認為醫師的付出是理所當然，因此醫護同樣會予以真心的回饋。」

更特別的是，一般醫院醫師必須處理績效、成本等部分報表，以及公文等行政業務，但是在童綜合，對於醫師相關的行政事務與各種程序，都有專門的課祕書與行政人員給予協助。

「讓醫師回歸醫學專業、教學、研究的本業，」這一點讓許弘毅很有感，也讓他到了童綜合之後就從此扎根。

除了許弘毅，其他像是泌尿科權威歐宴泉、心臟外科權威鄭伯智，也都是認同童綜合的文化，因而留了下來。

「我原本只是來駐診一年。當時的副院長歐宴泉請我以支援手術的方式，前來協助童綜合發展達文西心臟微創手術，於是先以特別演講的方式來認識團隊合作的環境，等實際參與手術任務時，就發現童總院長的經營理念與自己的行醫風格非常契合，一年下來完成了十六例心臟手術，」鄭伯智回憶，「由於成果備受病人肯定，求診人數日增，每週一次的支援任務實在不敷使用，所以在2021年時，離開了服務二十五年的奇美醫院，正式成為童綜合的一員。」

營造實現理想的場域

這些醫學領域的佼佼者，願意加入成為童綜合的一員，陳明婷認為，「最主要的原因，就是院方用心打造良好的環境所致，如：提供最先進的儀器設備供臨床醫師使用、配置充足的醫護團隊與輔助人力，打造以病人為中心的團隊照護、全人醫療，讓醫師能更專心從事醫療業務。」

除此之外，她補充談到：「其他像是合理、透明的薪資制度，以及院方願意把醫師當成合作夥伴，提供足夠的資源與支援，與醫師一起共同發展、打造夢想，許多因素加總在一起，自然能夠吸引更多醫師加入童綜合醫療團隊。」

童綜合屹立海線半世紀，不僅將自己視為當地居民的守護者，也如同大家長一般，營造優質職場環境，守護三千多位員工。這些員工，肩負著照護民眾健康的責任，陳明婷說：「希望能讓員工這份幸福感持續蔓延，擴散至病人及民眾，照顧員工身心健康與工作情緒、促進員工健康認知與態度，為自己留下更多優秀人才，也能與這些人才一起為在地居民建立完善的健康照護網。」

5 把鄰里的事當成自己的事

「我在童綜合出生，從我有記憶以來，童綜合就一路陪伴我與家人。他們是台中海線設備齊全的醫院，但是台灣還有很多醫療資源缺乏的地方，而我的外婆就是因為離島醫療設備不足，無法得到完善的治療而病逝。家人的遺憾，正是我選擇就讀醫學系最大的初衷……」

住在台中市龍井區的紀同學，他考取國防醫學院醫學系，在領取「童傳盛文教基金會」獎學金時，說出這段感謝的話語，並且期許自己：「未來希望能提升偏鄉醫療水準，最終則是要回到我出生的童綜合服務，期望我的醫術及醫德能造福更多人。」

「取之於社會，用之於社會」是童綜合董事長童瑞年的父親童傳盛，生前最常掛在嘴邊說的話，更是他做人處事的原則。

而紀同學的話語，代表童傳盛為人處世的方式，不僅是在家庭中對子女的言傳身教，在台中海線的某個角落，也有人的生命軌跡從此改變。

童傳盛在1996年往生後，子女們為

了感念父親的教誨，也希望讓父親服務鄉里的精神可以傳承並發揚光大，決定不要大肆鋪張為父親發喪，把省下的費用轉做海線青年學子的獎助學金等用途，成立童傳盛文教基金會，在台中港區（沙鹿、梧棲、清水、龍井、大肚）推動文化與教育等公益活動。

支助在地學子向學

「我們希望為地方培育更多能貢獻社會的人才，」童傳盛文教基金會董事長童瑞年說明基金會成立的初衷：「因為我父親相信，教育是一切的根本，更是社會進步的原動力。」

對於教育的重視，表現在童傳盛對子女教育的投入。在日據時代與光復初期，台灣社會普遍處於貧窮狀態，他仍努力讓子女都能有接受良好教育的機會；甚至，推己及人，1960年時，竹林國小即將興建，他率先捐地興學。不僅如此，對於各種在地民眾的急難救助需求，需要出錢出力的時候，總能看到他的身影。而這樣的助人精神，也由童傳盛文教基金會傳承下去。

童傳盛文教基金會執行長張心怡談到，為了鼓勵中部海線地區學子努力向學，基金會設立獎助學金，從小學生到大學生都可以申請，只要是設籍在台中港區，並且符合其他相關資格，例如：鹿寮國中學生考上台中一中或台中女中、中港高中畢業生考上醫療相關科系；至於大學部分，則是優先提供鄰近童綜合的靜宜大學，只要是院方需要的人才，如：營養、社工、會計、資訊等，都可以申請。

不僅如此，為了推廣在地文化、培育公民素養，在常規教育之外，台中港區附近的學校若想發展特色教育，例如：竹林國小要發展山野教育、清水國小想培育學生進行校園導覽，學校也可以提出計畫，向童傳盛文教基金會申請經費。

協助尋找照護者

「城鄉差距仍普遍存在台灣社會中，因此基金會也為一些因貧病無法取得社會福利資源的民眾，提供醫療費等相關服務，讓他們能獲得及時的幫助，」張心怡說。

付不出醫藥費、長者孤苦無依、罹患疾病卻無人照顧……，許多社會問題，一般人可能很難想像，卻是真實發生在我們身邊。「遇到這種情況，基金會可以協助尋找照護者，並由基金會協助支付相關費用，」張心怡說明。

童傳盛文教基金會的發展，與童綜合可說是相輔相成。

藉由醫院的力量，基金會可以有更多著力點；透過基金會的努力，醫院的服務得以延伸。因此，隨著童綜合的規模逐漸擴大，童傳盛文教基金會開始陸續與政府合作，共同推動更多元化的社福工作。

設立於1998年的清水鎮老人安養中心，就是其中一個例子。

童傳盛文教基金會從2000年開始，接受台中縣政府委託，協助經營當時的台中縣清水鎮（現為清水區）公所設立的清水鎮老人安養中心，也就是採取公辦民營模式，由政府出資興建，童綜合、童傳盛文教基金會負責提供醫療與經營管理服務，讓六十五歲以上長者在完整的醫療照護下，擁有更健全的生活。

隨著台中縣、市合併，以及安養中心設施老舊，逐漸不符合需求，安養中心在2009年停業。然而，早在1993年，台灣便進入高齡化社會，隨之而來就是長照相關問題迫在眉睫，於是童傳盛文教基金會又在2004年與台中縣政府合作「居家服務業務試辦計畫」，以專案方式提供身障長輩居家照護服務。

官民合作，織就社會安全網

除了老年化議題，童傳盛文教基金會也切入身心障礙領域，在2005年接受政府委託，以公辦民營方式，經營德水園身心障礙教養院。

「當時的台中縣政府希望，藉由我們的醫療與社福專長，提供身心障礙者具照顧、醫療、復健及訓練等多功能的收容安置場所，以分攤照顧者家庭壓力，並且激發個案潛在能力，促進他們的生活自理能力，」張心怡說。

目前德水園共服務一百九十四位身心障礙院民，其中近七成屬於極重度與重度障礙者，且多數來自中低收入家庭，家人無力照顧，「德水園是二十四小時的住宿型機構，對院民來說，德水園就是他們的家，」她談到：「童綜合會提供許多醫療資源，如：派醫生到德水園駐點看診，因為有些中重度身心障礙的院生，無法跟一般人一樣自己去看醫生，而基金會與醫院互動密切，當院民有就醫需求時，可以就近治療，避免延誤病情。」

張心怡舉例，小林（化名）是德水園創立之初就入住的院民，至今已經十六年，從青少年變成一位三十多歲的大人。患有先天智能障礙的他，在未住進德水園前，總是天天站在車水馬龍的台三線路旁，看著車子來來往往，卻不懂得保護自己的安全，而且他並非家中唯一的身心障礙者——小林的哥哥，除了行動不便，精神狀況也不穩定，完全沒有工作能力。

然而，小林的母親多年前在火災中喪生，照顧小林兄弟的重擔從此落在父親身上。禍不單行的是，父親的部分手指在一場意外中遭到截肢，之後只能四處打零工，扛起一家生計。

德水園社工多次訪視小林的家，協助解決小林的安置照顧問題，並且在院方的照顧與訓練下，小林學會自己刷牙、洗臉，也能外出參與社區活動，同時在德水園社工的協助下，申請到台中市政府社會局的補助，改善小林家的生活條件，哥哥也順利進入精神療養院接受安置。小林的父親，更在社工與德水園協助下，學習如何申請各項社福資源，自我處理能力逐步提升。

「這就是民間結合政府各部門的力量，共同織造一張綿密的安全防護網，扶持社會中的每一個個體，保護他們在生活或所處環境出現危機時，能夠找到出路，」張心怡語重心長地說。

不僅如此，她補充：「針對患者，我們還會成立病友團體，讓病人之間可以相互鼓勵；對於一般民眾，若是遭遇就醫困難，如：缺乏醫療費用或看護、不懂如何申請政府補助等，基金會也會加以協助。除此之外，基金會也與童綜合合作，進行醫學研究、教學，以及舉辦社區衛教宣導講座等活動。」

甚至，還可以做到預防保健。張心怡舉例：「一般健康的人都無法做到每半年洗牙一次，但是德水園的住民卻是固定每半年洗牙一

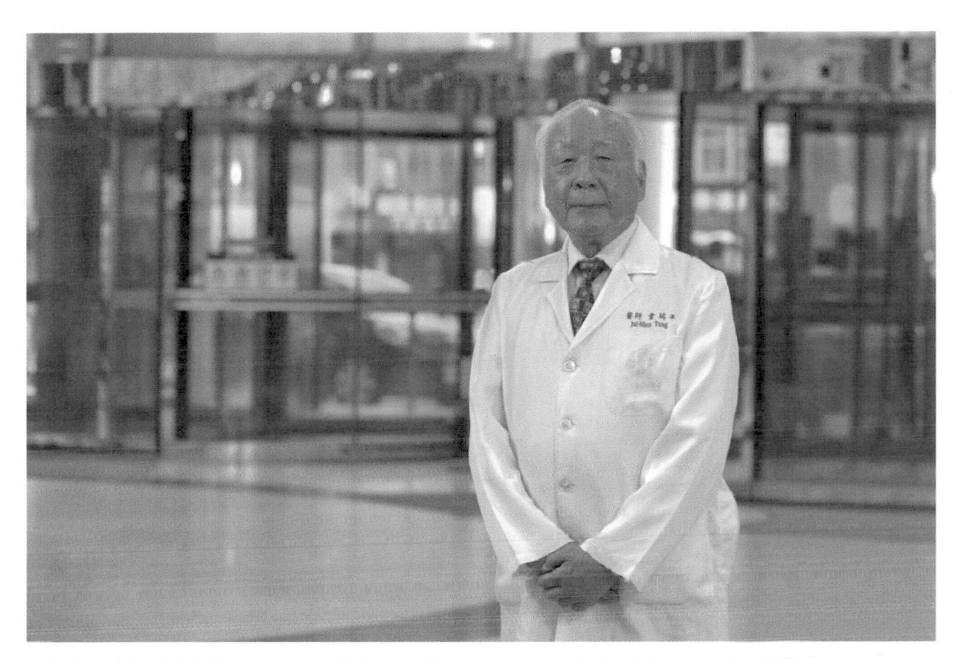

效法父親童傳盛重視教育的用心，童綜合董事長童瑞年創設基金會，培育在地人才貢獻社會。

次。」

隨著童傳盛文教基金會從事的社福業務愈來愈多，張心怡赫然發現，「文教基金會」可提供的服務已不足以滿足社會的需求。

專業分工，讓服務聚焦

「我們原本的宗旨，是屬於『文化教育』的基金會，但後來從事的業務，雖然仍與文教相關，如：協助學校發展特色教育等，但九成以上的業務屬於社福領域，我也常會面臨外界的疑惑，似乎基金會有點『名實不符』，」她說，「當時曾經思考幾種不同的做法，例如：將童傳盛文教基金會直接轉為童傳盛社會福利慈善基金會，或是再重新設立一個社會福利慈善基金會，讓兩個基金會聚焦自己的主軸、發展專屬業務。」

在許多領域，都強調組織應該專業分工，但成立一個基金會，卻不是紙上談兵。

「成立新的基金會，需要募得一千萬元以上的基金，但童綜合董事會認為，醫院有責任從事社福相關工作，文教工作也不能中斷，因此決定再成立一個新的基金會，讓兩個基金會各有專屬的功能，在自己的專業領域發揮所長，」張心怡說明。

在童瑞年的號召下，一群善心的企業家與醫護人員等相繼響應，「家寶社會福利慈善事業基金會」在2017年誕生，由童綜合副董事長童瑞龍擔任第一屆董事長。

「未來社會對於高齡者的照護需求會愈來愈大，這不只是長輩的問題，也關乎年輕人要如何照顧父母，又或是年長者若沒有小孩，日後要如何生活，」童瑞龍表示，童綜合提早預見了社會需求，並提前做好準備。

從此，兩個基金會正式分工、分流，由童傳盛文教基金會負責文教、醫學研究與研討會、社區衛教宣傳業務，家寶基金會則負責承接病人回到社區後的長照，以及生活相關照護等社會服務業務。

串連長照資源，減輕民眾負擔

為了因應政府推動長照二·〇、建立社區整體照顧服務的政策走向，也看見海線地區的失能者、身心障礙者家庭需要更多協助，家寶基金會成立了居家長照服務機構，並且連結個案資源網路，讓需要長照服務的家庭可以大幅縮短等候時間，減輕照顧者的負荷與壓力。

隨著高齡社會來臨，乃至是預計在2025年到來的超高齡社會，照護家中長者成為許多個人與家庭必須面對的挑戰。舉凡協助進食、服藥、翻身拍背、如廁、沐浴更衣、口腔清潔、上下床、洗滌衣物、環境清潔，以及陪同散步、就醫……，需求愈來愈多。

以家寶基金會為例，鎖定六十五歲以上的老人，或領有身心障礙證明者（不限年齡），以及罹患失智症等日常生活需要他人協助的獨居老人或衰弱老人等目標族群，在基金會配置了一百多位居家服務員，提供到宅服務。

照顧長輩是一種「長期抗戰」，不是一、兩天的事，但很多人都不知道，在長照二·〇體系下，政府有不少補助可以申請，如：低收入戶可向政府申請全額補助居家照顧服務費用，其餘則依家庭狀況，可申請二五％、五〇％、七五％不同比例的補助，讓長輩與身障者能夠擁有品質優良的照護服務、活得有尊嚴。

不過，即使政府為需要長照的民眾與照顧者提供了居家環境改善、交通接送、喘息服務、輔具服務等資源，但為了讓有限資源發揮最大效益，如何整合便成為家寶基金會另一個著力的重點。

張心怡談到：「目前家寶有超過六百多個長照個案，各有不同需求，需要有個案管理員協助整合，例如：居家服務的時間、前往醫院看診時的交通接送時間，個管員會依個案需求，協助媒合或代為尋找相關服務；我們還接受台中市政府委託，承辦海線輔具資源中心，每年服務的海線民眾至少上萬人，讓需要使用輔具的民眾，無論長期或短期，都可以就近獲得生活輔具。」

尤其是在長照相關議題上，「我們希望，藉由家寶基金會的努力，建構綿密的社區安全網絡，讓長者得到更多樣的服務與照護，譬如，在社區廣設服務據點，讓家中有需要長照的失能者，也能藉由家寶就近提供的生活、健康、醫療及照護等服務，減輕家庭照顧者的負擔與壓力，也讓有需要的鄉親都能獲得最理想的照護，」張心怡說：「這是我們當前努力實現的目標。」

除了解決照護問題，家寶基金會也嘗試進一步落實「預防勝於治療」的精神。「根據統計，多參與社交活動，罹患失智症的相對風險可下降約四成，但許多長輩經常只有一個人在家，缺少與外界的互動刺激大腦心智，加上孤單的生活方式，讓這些長輩的認知功能加速退步，」張心怡說。有鑑於此，家寶基金會在東勢與沙鹿設置「樂智學堂」，透過串珠、烹飪、手工藝、健康運動等活動，為已患有失智症或疑似失智的長輩，營造一塊可以自由社交的空間。

關伯伯（化名），就有一段在樂智學堂重拾人生滋味的故事。

六十多歲的關伯伯，原本是一位廚師，太太在他四十多歲時因車禍離世；子女成家立業後，家中便只剩他一個人獨自生活。後來，擔任護理師的女兒發現，關伯伯的記憶力和空間感漸漸衰退，懷疑他有失智的可能，於是帶他去醫院檢查，果然已經是輕度失智，便安排關伯伯到樂智學堂。

「要跟陌生人一起上課？」剛開始，關伯伯相當排斥。還好，女兒軟磨硬泡，關伯伯勉為其難答應了。一年多之後，家人欣喜發現，關伯伯整個人都不一樣了，記憶力改善許多，大家都十分開心。

結合醫療本業，擴大影響力

從2017年迄今，童傳盛文教基金會與家寶基金會分工、分流各司其職的模式，已經運行了六年多，展望未來，張心怡指出，「我們要深化與醫院的合作，提升教學與研究能量。」

她談到，童綜合從急重症起家，但它是地方型的私人醫院，不像一般醫學中心設有醫學院，所以，「除了持續精進醫療本業，還必須同時強化教學與研究，才能讓醫療技術與時俱進，因此雙方必須持續合作，培育更多醫學專業人才、鼓勵更多醫生投入教學與研究，讓最後的成果可以回饋到病人身上，這樣對醫院的長久發展才有助益，也才能造福更多民眾。」

第二部

永不放棄生命希望

因為珍視生命，
更要努力讓自己變好，
豐沛醫療能量，
醫治更多需要幫助的病人。

1 童醫師，值得信賴的代名詞

走出童綜合大門，觸目所及是紅藍交錯、寫著大大的「往豐原」、「往通霄」、「往后里」、「往東勢」的看板，指引病人如何搭乘巴士。然而，這裡不是台中市政府設置的公車站，也不是客運公司的候車室，而是童綜合為病人提供的交通車乘車處。

提供交通車載送病人，對醫院來說並非罕事，但往往僅止於以巡迴巴士往來不同院區，很少有醫院會派出就醫專車，載送病人去看病。

然而，童綜合的就醫專車，一開就是三、四十年，路線從一、兩條逐步增加到十七條，從南苗栗到整個台中市與彰化縣，依照乘車人數需求，每天都有一至兩班車次。

改善交通，才有機會改善健康

為什麼童綜合要安排交通車載病人到醫院看病？有那麼缺病人嗎？

嚴格說來，童綜合並不缺病人。甚至，「我們有大概四成患者是從外縣市過來，」童綜合醫療副院長許弘毅指出，「除了台中市市民，還有來自苗栗、彰化的居民，另外也有部分民眾遠從雲林、新竹前來。」

所以，在頻繁往來的交通車背後，其實藏著童綜合照顧弱勢族群需求的初衷。

「載人去看病，看來很不可思議，但在中部海線卻是必須要做的服務，」許弘毅說：「我們這裡幅員廣大，有些鄉鎮交通不便，為了方便民眾就醫，在台中市政府的允許下，由醫院自己開設交通車提供有需要的病人使用，這是提供弱勢族群就醫最直接的幫助與服務。」

時間，是與生死的距離

交通問題，影響的是民眾就醫意願，甚至危及健康。

許弘毅說：「有些患者必須一早搭公車再換火車到沙鹿火車站，然後搭乘醫院巡迴交通車，才能抵達醫院——除了兩、三小時的車程、交通費，對長者來說更是難以忍受長期的舟車勞頓，太多不利因素影響就醫意願，久而久之難免讓病情惡化。」

身為腦神經內科醫師，許弘毅對交通問題影響弱勢族群就醫這一點，深有感觸。

衛福部國民健康署（簡稱國健署）網站資料指出，腦中風是造成全球人口死亡與失能的主要原因，終生發生率是六分之一；在衛福部國人十大死因統計中，腦血管疾病更高居第二至四位，平均每年奪走一萬多條人命。

缺血性中風，正是神經內科常見的疾病。

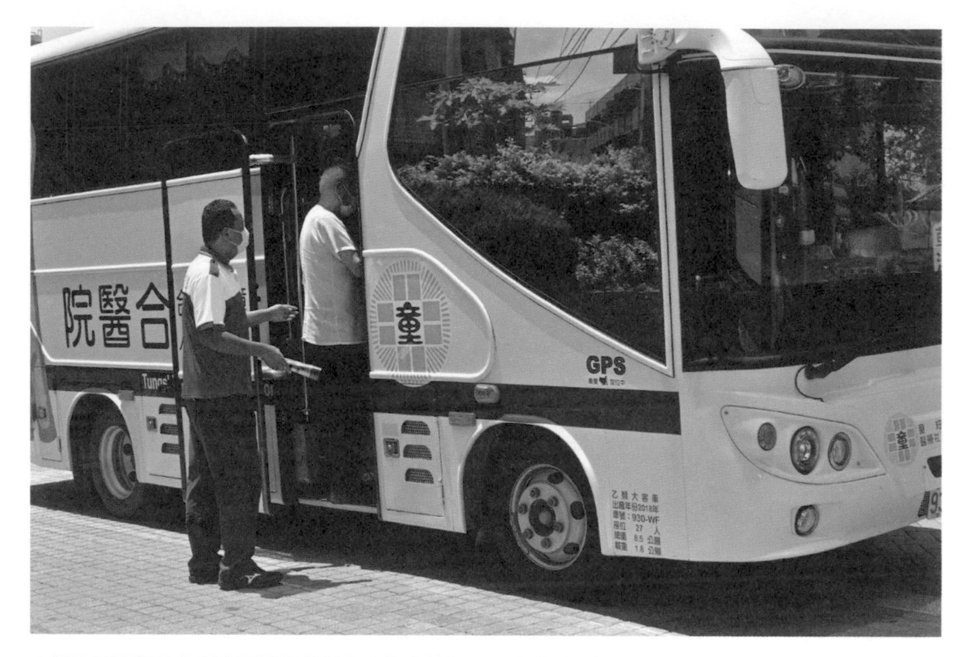

交通車不僅幫助外縣市民眾便於前往童綜合就醫，醫院聘雇的駕駛員還能透過長期接送，適時關懷弱勢族群的狀況與需求。

「患者若能在發病後三小時內趕到醫院，使用靜脈血栓溶解劑（TPA）治療，就可增加三〇％的復原機會，」許弘毅說，「根據統計，在中風後三小時內注射靜脈血栓溶解劑的人，中風症狀減緩的機率是未注射者的一・七倍。經過治療與復健，患者僅會留下輕微的中風症狀，甚至有機會完全恢復。」

問題是，「很多長者發生中風時，家中可能只有自己一個人，且病人並未察覺已經中風，『感覺人不舒服』就去睡覺，往往錯過黃金搶救時間，」他無奈地說。

為何會這樣？

許弘毅認為：「癥結在交通不便、民眾衛教常識不足，以及病人就醫意識薄弱。」如果有方便的交通車，一旦長者感覺身體不適，比較願意主動出門看醫生，就不致因為延誤就醫，留下肢體殘障與各種後遺症，更可減少憾事發生。

衛教宣導，消減惡性循環

「不是所有中風病人都能施打靜脈注射血栓溶解劑，」許弘毅說，「但是符合條件的病人，只要送到童綜合，一〇〇％都可以接受靜脈注射血栓溶解劑治療，只是早年僅有〇・五％的中風病人有機會使用。」

他進一步補充：「這是很現實的問題，這個地區只有極少數病人能夠在中風後三小時內趕到醫院接受治療，而這又回到交通和民眾就醫自覺度的問題，形成一種惡性循環。」

好在，近年來，醫院不斷宣導與衛教，民眾有就醫的警覺，加上交通改善了，當長者感到身體不適，會主動打電話叫救護車前往醫院就診，中風後三小時內到院施打靜脈注射血栓溶解劑的比例逐漸拉高到五%以上。

不過，「即使比例攀升，但比起交通方便、民眾教育程度高、醫院比例高的都市地區，達到一〇%至二〇%的施打率，我們還有很多需要努力的地方，」許弘毅語重心長地說。

自聘駕駛員，培養溫馨接送情

改善了海線長輩的就醫意願，童綜合的交通車服務也不斷精進。「長者若是身體有問題，不知道要掛哪科或者不會掛號，交通車駕駛員也可以協助掛號，」許弘毅笑著說：「更重要的是，住在附近、相識的人可以結伴前往，讓治療疾病更有支撐的力量。」

他談到，童綜合交通車行駛的每一條路線，駕駛員都是自家員工，行駛固定的路線，讓病人有熟悉感與安全感；另外，童綜合的社區健康服務部在這十七條路線所涵蓋的地區，都設有專門服務人員，不但提供社區服務、衛教諮詢與宣傳，病人需要服務時也可以直接找到人詢問。

童綜合交通組配置了三十二位駕駛員，如果考量成本，使用租車業者連車帶駕駛員的整套服務，會是更划算的做法，但「租賃巴士的駕駛員不會是固定的人，交通車就只剩載送病人到醫院的功能，這並非童綜合所願，」許弘毅說：「聘用自己的駕駛員，不但能為當地創造就業機會，這些駕駛員與病人熟識，更能形成一個關懷網。」

譬如，如果病人早上搭交通車去就診，回程時卻沒有上車，駕駛員就會察覺「少了一個人」。

是不是就醫時程擔誤了？要不要稍等一下再發車？或者打電話詢問一下發生什麼事？

某位伯伯、阿姨應該要回醫院拿藥卻沒有出現，會不會發生了什麼事情？

諸如此類的情況，駕駛員適時的問候與關懷，正是童綜合以病人為中心的初心，一步步為弱勢族群建構一張綿密的安全防護網。

形成主動關懷的文化

關懷病人的用心，也反映在童綜合員工的「善用時間」。

以頭部核磁共振攝影為例，原先排定的病人若是遲到或是爽約，「如果在其他醫院，這段預留的檢查時間可能就空著，但我們的員工會機動將一些臨時要檢查的患者『塞』進來，減少病人等待時間，員工也會主動幫住院的緊急病人做完全部檢查才下班，」許弘毅笑著說：「這些都是員工們自動自發做的，沒有人強迫，只是上行下效，形成一種童綜合特有的文化。」

包含他自己，也是一樣。

「過去在公家醫院時，假日鮮少出現在醫院；現在，只要病人有需要，就會自己忍不住到醫院看病人；偶爾，病人還會說：『醫生，今天是星期日，你怎麼會出現？』」許弘毅說：「主動關懷病人，就是童綜合的文化。」

在醫病關係緊張的現代社會，2009年到童綜合服務，迄今已十四年的許弘毅不諱言：「在童綜合看到的醫病關係，多數是很溫馨的。」

看見不一樣的醫病關係

最有趣的是，在童綜合，不管醫師姓許、姓蔡、姓張⋯⋯，在這裡，病人都稱呼為「童醫師」，因為在當地民眾心中，那是守護健康的代名詞。

「現在，我已經很習慣被叫『童醫師』了，」許弘毅說，由於自己的病人多數是年長者與慢性病人，長期看診之後都熟識，經常收到患者親自種的菜，年節時還會收到患者自己做的蘿蔔糕、芋頭糕，甚至還有自己晒的烏魚子，雖然都不是貴重的禮物，卻是病人對「童醫師」的照顧，表達最真誠的謝意。

更重要的是，回歸醫療現場，童綜合為病人症狀的即時檢查做了用心設計。「有些疾病的臨床表現與檢查是有時限性的，因為童綜合的設備配置與彈性，才讓我看到這些疾病的不同面向，」許弘毅以腦神經功能檢查為例指出，「一般醫院的做法，是醫師診斷後認為有需要，再另外安排時間檢查，但是在童綜合，只要醫師認為有需要，就可以立刻安排患者到旁邊的檢查室檢查。」

為什麼要這麼急？

「有些疾病如果沒有在當下檢查，可能就不易找出病因，」許弘毅記得，過去好幾次看診時，臨床懷疑病人腦部似乎有異常放電的情況，馬上安插病人做檢查，果真發現病因、對症下藥，「如果兩、三天

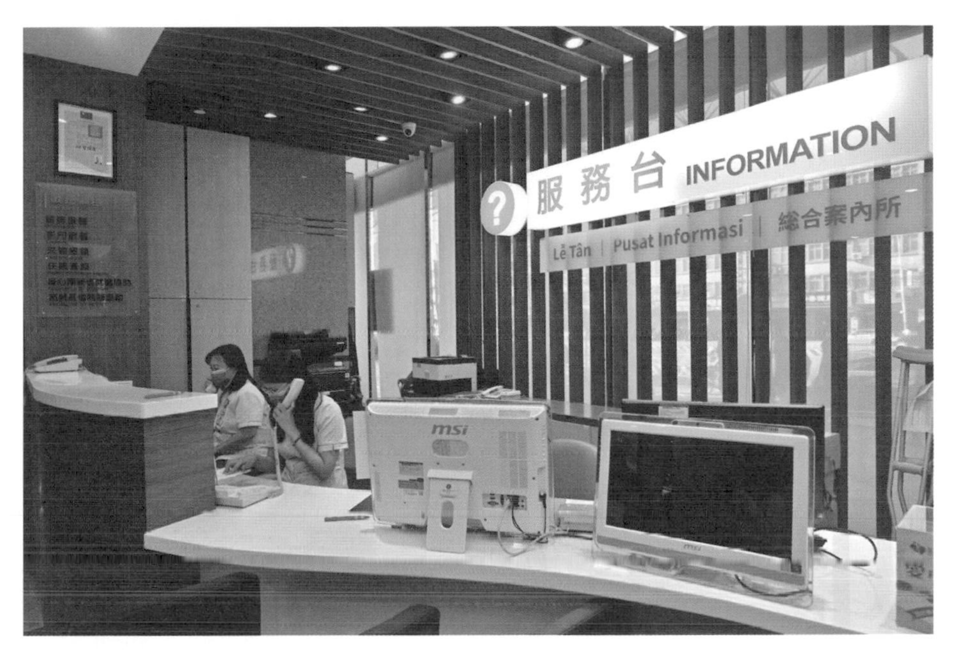

走進童綜合，院內的服務台除了提供身心障礙者就醫服務、高齡長者就醫協助等各種疑難諮詢與解決問題的管道，還貼心地將櫃台高度設計得較低，讓病人或家屬詢問時沒有距離感。

之後才檢查，患者腦部可能已經恢復正常，也就難以找出病因了。」

但是，為什麼童綜合可以那麼快速安排檢查？

許弘毅說：「童綜合梧棲院區在設計規劃之初，就仿照外國，將各科別的檢查室都設置在門診旁邊，方便病人就近做檢查；例如：神經內科門診，神經功能檢查室就在附近；胃腸肝膽科、大腸直腸外科門診，附近就有內視鏡檢查室；泌尿科門診，旁邊就會設置膀胱尿路動力學的檢查室等，既能夠加速檢查進度，也讓病人不用像走迷宮一般到處找尋檢查室。」

跨世代的人情羈絆

不同於都會區的醫療模式，病人與童綜合往往有著三代、四代人的羈絆。很多患者可能從祖父母時代就是童綜合的病人，父母與子女都在童綜合出生，生病也是由「童醫師」看診，因此，有的病人即使從海線搬到市區居住，還是習慣回去找「童醫師」看診。

出身彰化、在童綜合服務十八年的外科部主任童詠偉談到：「小時候祖父與家人生病，就是到童綜合看病，最後自己也成為童綜合的醫生，這種緣分真的很奇妙。」

「我們本來就是順應在地需求而生，」童綜合副董事長童瑞龍回憶，「七〇年代的台灣，尤其在海線，民眾看天吃飯，生活很辛苦，生病時根本沒有多餘的錢可以就醫。」

尤其，在沒有健保的年代，一般民眾付不起高額醫藥費，生病只能冒名拿著有勞保的家人的勞保單使用，但更多的還是患者沒錢看病、延誤就醫。

「創院院長童瑞欽就是看見這樣的情況，希望可以回饋鄉里，於是設立沙鹿童醫院，」童瑞龍說，「童創院院長不但醫療費收得低，並且取消收取住院保證金的政策，如果患者還是無力支付醫療費，就會在病歷表上記載幾年幾月幾日欠款多少，可是他從來沒有催討過，甚至如果看見生活困難的急診住院患者，不僅不收醫藥費，還會自掏腰包幫助病人。」

不擔心患者「跑路」不還錢？

童瑞龍說：「早年沙鹿是個鄉下地方，不是親戚就是熟識的人，只要有錢就會拿來還，沒有人會故意拖欠藥醫費。而且無論如何，只要病人有需要，我們絕對不會將他們拒於門外，這也是童創院院長一直以來的信念，也變成童綜合長年來奉行的宗旨。」

相信人性本善

就這樣奉行「不挑病人、來者不拒」的理念，三、四十年後，發生一件令許多童綜合員工難以忘懷的事。

2010年的某一天，一位中年男子出現在童綜合梧棲院區的服務櫃台前，他說：「我要找『童醫師』。」

童綜合有滿滿的「童醫師」，櫃台人員雖然困惑，還是再禮貌詢問：「哪位童醫師？」

幾番來回「對答案」，終於明白，男子是來還錢的，但，「找童醫師還醫藥費？」櫃台更加疑惑了。

隨後，這位住在台中沙鹿竹林里的男子，娓娓道來事情的經過。

三十多年前，男子的父親生了重病，好不容易下定決心到童綜合就診，但一想到高額的醫藥費，頓時蒙生退意，因為實在付不起，寧可回家等死。

沒想到，童瑞欽卻告訴他：「醫藥費的事情不用擔心，先將病治好，其他再說……」

果然，童瑞欽開完刀，確認男子的父親已經痊癒，就讓病人回家。至於醫藥費，就默默記在病歷表上，從來不曾追討。

然而，童綜合不計較，男子的父親卻始終掛在心上。臨終前，一直惦記著這筆欠款，留下遺言交代子女，務必要去還錢。

那筆醫藥費，高達六十萬元。

在今日，六十萬元不是一筆小錢，在七、八〇年代更是一筆天文數字，足以在台北市忠孝東路精華地段買下一間公寓。

雖然是病人歸還的醫藥費，醫院還是不能平白無故收下，錢總是要核銷。

只是，時隔三十多年，童綜合的人，愁了。

「要還錢，得先找出當時欠款的病歷表，」童瑞龍記得，「我們的員工翻找好久，但年代實在太久遠，加上病歷早已電子化，根本找不到寫有積欠那筆醫藥費的病歷表了。」

與病人的需求一起成長

儘管如此，走過那一遭，還是讓童綜合的員工相信，原來「沒有人會故意拖欠醫藥費」是真的，「人性本善」的價值也是真實存在這個社會。

「對於無法使用社會資源，但又有需求的病人，童綜合的社工會代為協助尋找資源；如果無法取得相關資源，醫院還是會個案處理，不會棄之不顧，」童綜合總院長童敏哲說，就像有些逃跑的外勞，沒有固定雇主，一旦發生意外或生病，童綜合還是會優先協助治療。

「從1971年創立以來，我們就一直跟著病人的需求成長，希望真正落實『以病人為中心』的醫療模式，」他鄭重地說。

時至今日，健保普及，社會福利也漸趨完善，但是仍有政府與社會機制照顧不到的人們。對於這些人，童綜合仍抱持著創業以來「不挑病人，來者不拒」的信念，繼續在醫療領域中，照顧每一個有需要的人。

2 不會拒收病人的地方

四歲邱姓女童因父親家暴導致頭部受到重創，又因緊急醫療系統聯繫不佳，在腦神經外科加護病房遍尋無著落的情況下，從醫療資源最豐富、醫學中心林立的首善之都台北市，被一路送往遠在一百六十多公里外的台中梧棲童綜合醫院……

2005年年初，台灣街頭仍沉侵在新年的歡樂氣氛中，卻發生一起震驚社會的「邱小妹人球案」，至今仍令不少人倍感唏噓。

尚且能夠慶幸的是，邱小妹事件引發眾人撻伐，同聲檢討台灣轉診制度的問題，成為推動省思與變革的力量，為醫界留下寶貴的一課。

來者不拒，全力醫治

事情發生在2005年1月10日凌晨四點多，急診室病人最少的時刻，只有偵測病人生命徵象的醫療儀器滴噠作響。

突然，一陣電話鈴聲劃破寂寥，值班人員接起電話，傳來對方急促的詢問：「童綜合醫院嗎？仁愛醫院有位四歲、頭部重傷的女童急需轉院，請問目前神經外科加護病房有空床嗎？」

「有床位，請直接送過來，」值班人員不假思索回答。當時，他們還不知道，那是來自台北仁愛醫院的請求。

「我們從創院之初，就是『不挑病人』、『來者不拒』，」童綜合總院長童敏哲說，「即使床位再滿，只要病人有醫療需求，總是先接下來治療，其他問題之後再說。」

這家醫院是從哪裡橫空出世的？他們憑什麼敢做出「來者不拒」的承諾？當童綜合闡述自己的創院理念時，總是難免遭到質疑。

彈性的加護病房調度機制

童綜合所自豪的急重症醫療能力，其實涵蓋了重症治療力與急症應變力，而加護病房又在重症照護上扮演重要角色。

「加護病房能力愈強，各科醫師愈能安心將患者交付給重症專科醫師照顧；等到患者病情穩定，轉出加護病房，再交回各科醫師接手照顧，」童綜合急診醫學部督導陳雅惠說：「這是我們的團隊默契，相信無論病人在哪裡、面對哪個團隊，都能獲得最完整且安全的照護，第一線人員就能沒有後顧之憂，隨時做好迎接新病人的準備。」

目前，童綜合共有九十床加護病房，分別設置在外科、內科、神經外科、燒燙傷科、兒科與心臟科等八個科。「除了成人不能住在兒童床的兒童加護病房之外，其他加護病房都能隨時因應需求彈性調度，」陳雅惠指出，「即使院內加護病房床位全滿，我們也會設法協調；如果有需要，可徵得病人同意，將他們安置在急診室床位，等加護病房病人移到普通病房，清出床位後，再讓需要住加護病房的病人移入。」

「我們不會因為某一科滿床就將病人拒於門外，這是童綜合每位同仁都有的認知與觀念，」也正因為如此，陰錯陽差，陳雅惠說：「當下我們並不知道她（邱小妹）是從台北轉診下來的，直到隔天記者來詢問，看了新聞報導才知道。」

主治醫師二十四小時輪值

2005年，陳雅惠還是童綜合急診醫學部的護理長。回憶起當天急診室的情況，她說，當天值班的護理師在凌晨四點多，接到仁愛醫院的轉診請求並答應接收後，隨即聯絡兒科加護病房，做好接收病人的準備工作。

通常，接到這種轉院電話，值班護理人員會先詢問病人性別、年齡、目前狀況，以及後續該做如何處置等事項；然而，當天對方並未提出需要開刀的請求，只需要加護病房，因此值班護理人員立即聯繫兒科準備，病人到院就可立即送往加護病房。

「童綜合的急診室隨時都有主治醫師輪值，若是對方醫師打來，兩邊可以立即針對病人情況做各種醫療處置的判斷，如果病人需要開刀，則可以馬上聯絡準備開刀房等事宜，」陳雅惠說。

然而，接到電話後，一、兩小時過去，人仍舊沒有送到。值班護理人員開始心生疑問：「如果是台中地區內轉送，頂多兩個小時就會到達，怎麼會遲遲等不到人？」

「可能病人仍在做處置或治療吧？」護理人員心中如此想著。

陳雅惠解釋，轉院過程中，病人晚到的情況經常發生，例如，病人在轉院前情況有變，臨時要做電腦斷層或者靜脈注射等處置，導致延誤出發時間。但是，「我們答應保留的病房，還是會留給這位病人。」

做好最佳準備，因應各種突發狀況

當天的急診室，還有其他病人送到，護理人員來不及多想，就又繼續處理手邊的工作。

一直到七點多，快到急診室早、晚班交班的時間，一台加護型救護車急馳而至，停在童綜合急診室外，急診醫學部的醫護人員前往接人，才知道這位女童因為父親家暴導致腦部重創，到院時的昏迷指數只有四分，必須緊急開刀治療——然而，昏迷指數達到七分至八分，才是最佳手術時機。

經過頭部電腦斷層攝影、X光攝影等一連串檢查，發現患者的腦部因強烈撞擊導致顱內出血，童綜合神經外科主治醫師李明鍾立即緊急進行顱內手術、取出血塊，手術完後送進加護病房。

然而，患者病情起伏甚大。進入加護病房時，病人的昏迷指數已經回升到六分，卻在手術完成後的隔天，腦部又出現血腫，昏迷指數再降到四分。

院方緊急進行第二次顱內手術，開刀取出八公分見方的頭蓋骨以降低腦壓。但是，患者瞳孔放大，昏迷指數降至三分，這位小病童仍

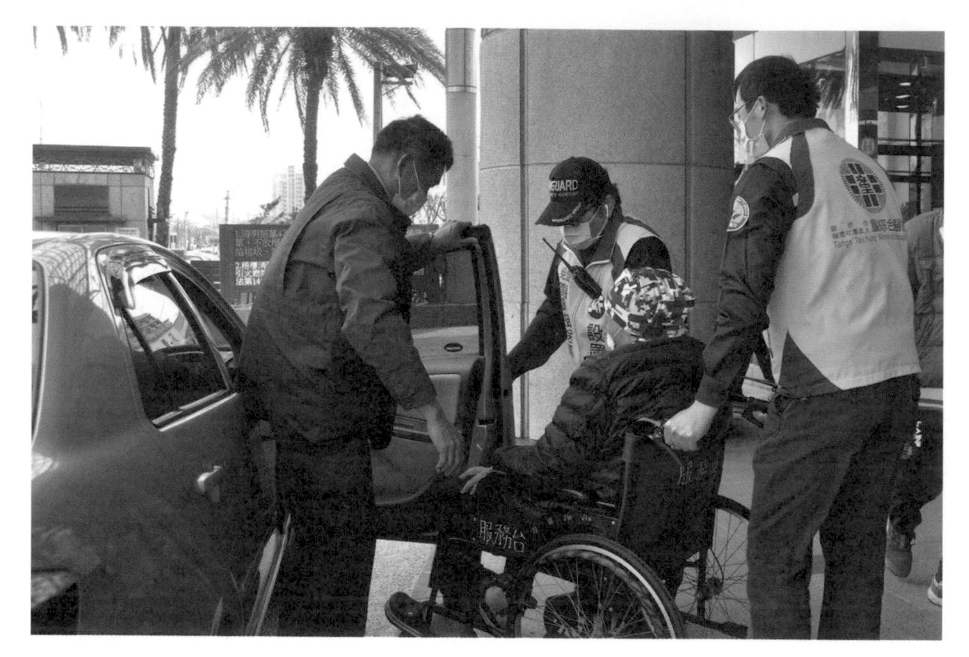

童綜合不漏接每位需要醫治的病人。從走進醫院開始，便有引導員提供協助，認真對待每個人。

無法自主呼吸，情況很不樂觀。

陳雅惠回憶，當時院方立即為邱小妹組成跨科別醫療小組，除了腦神經外科，還有小兒科、呼吸治療師、營養師等，希望能提供她最完善的照護與治療。

「醫療團隊在與死神拔河，能用的藥物、儀器全部都用上了，」陳雅惠說。

政界、醫界同起風暴

台灣醫療資源最豐富的大台北地區，竟發生腦神經外科病房遍尋不著的情況，病童被送到一百六十公里外、台中海線的鄉下醫院。

時之間，政界、醫界風起雲湧。

在台北，「為何將重症、需要緊急治療的病人送到台中鄉下的醫院？」「台北區緊急醫療應變中心根本就是『腦死』！」「緊急醫療系統（EMS）的轉診制度根本沒有作用……」議員砲火猛烈，時任台北市市長馬英九當場語塞。

在台中，童綜合的醫療團隊忙著全力救治邱小妹，完全不知道自己正捲入一場巨大風暴。

風暴之中，同樣令人訝異的，還有童綜合的規模。全台灣，多數人都以為，收治邱小妹的是一所鄉下小醫院，但出現在媒體上的，卻是童綜合梧棲院區的宏偉大樓與專業的各科醫療團隊。

不幸的是，儘管童綜合醫療團隊傾全力搶救，錯過最佳開刀時機的邱小妹，手術後仍舊性命垂危，情況一直未見好轉。最終，在童綜合社工師的建議下，經過醫師二次腦死判定，邱小妹的父母捐出了她的腎臟和肝臟，遺愛人間，結束她短短四年又八個月的人生。

不漏接每位需要治療的病人

因為緊急醫療系統聯繫不佳，錯失救治的黃金時機，一個小生命從此隕落。事後，衛生署清查緊急醫療資訊管理系統之後發現，2005年1月10日凌晨三時至四時，台北區有一〇六張空的加護病床。

這代表，當下並非無院可轉，也不是沒有加護病房可用，而是人員聯繫出了大漏洞。

陳雅惠說，邱小妹事件後，衛生署重新統整台灣的急診救護醫療體系，強化緊急醫療系統的轉診制度，訂立了所謂「邱小妹條款」，設立「外傷醫院分級」制度，避免「醫療人球」事件再次發生。

從2010年開始，全台兩百多家急救責任醫院依創傷急救能力分為三級，明定院內資源調度、院外轉診規範，將台灣六大醫療區域的醫療院所分為「重度」、「中度」、「一般」三種等級，其中重度級與中度級必須具備急性腦中風、急性冠心症、創傷、高危險妊娠與新生兒急救能力。

此外，如果醫院無法收治患者，有義務協助病人向上一級轉診，最後一線的重度級醫院不得拒收重大傷病患者或將其轉出，同時也明訂外傷病人轉診標準，做為一一九勤務中心轉送病人時的參考。

「緊急醫療系統轉診制度確立後，轉送病人以就近至地區醫院或區域醫院為先，除非病人要求跨區轉送，或有特殊情況，例如：特殊病例只有某家醫院才能治療，」陳雅惠忍不住感嘆，「因為邱小妹事件，終於讓轉診制度變得更加健全。」

過去，很多台灣人生病，都需要靠關係才能有病床；現在，醫院有沒有病床、有多少病床，只要上衛福部網站，每天都有床位統計。甚至，衛生單位內部網站更要求，醫院必須每隔一小時回報空床數。

認真對待生命，持續精進醫療量能

「原來台中海線的鄉下，竟然有一家這麼厲害的醫院」，因全力搶救邱小妹，在媒體報導宣傳下，讓童綜合的腦神經外科與急重症醫療實力躍上新聞版面，一時聲名大躁。更重要的是，走過稚嫩生命的消逝、新聞版面的輝煌，有一家醫院學到了減少遺憾發生的做法。

「邱小妹事件發生後，童綜合的急重症實力被看見，但我們也在思考，還可以怎樣做得更好，」陳雅惠指出，「我們成立了六大跨科部團隊——急診、外傷、腦中風、冠心病、高危險妊娠與新生兒，以及重症照護，只要有需求，短時間內就能啟動，以掌握各項急重症的救治黃金時間，讓每一個需要的病人都能即時得到專業、完善的治療。」

這份認真對待生命的態度，讓童綜合在2010年通過衛生署醫事處（現為醫事司）「醫院緊急醫療能力分級評定」為「重度級急救責任醫院」。

儘管邱小妹逝去的生命不會再回來，但邱小妹事件就像一顆飄落海線的種子，成為推動醫療改革的力量，讓台灣的醫療環境更加完善，希望從此不再有醫療人球事件發生。

3 急診醫師的「拆彈」日常

清晨天才濛濛亮，內政部空中勤務總隊（簡稱空勤總隊）的海豚直升機已經載著兩位童綜合的護理師，從台中清泉崗機場出發前往烏坵，預定載運一位因心肌梗塞而急需醫療後送的民眾。

兩個多小時後，火紅機身的海豚直升機緩緩降落在童綜合頂樓停機坪，在此等候的急診醫學部人員立即將病人放到推床上，直接送入急診室，隨後快速抵達心導管室檢查，再馬不停蹄送進手術室，進行血管繞道的緊急手術。

由於充分掌握了心血管疾病的黃金救援時間，患者在幾天後平安出院，返回烏坵。

海事救援成為日常

在童綜合急診醫學部，每天所要處理的業務，用「海陸大餐」來形容也不為過，除了必須救治救護車送來的病人，平均每年還必須處理五件至十五件直升機轉送案例。來自空中的案例，除了離島居民，還有不少海事工作人員，幾乎已經成為日常工作的一部分。

最近一個案例，就發生在2022年3月。

一艘蒙古籍貨輪行經台中外海，發生事故沉沒。接獲消息後，空勤總隊火速前往，將落海的七位船員救起，送往童綜合急救。

此時，空中救援任務結束，但童綜合的考驗才正要開始。

疫情期間，搶救生命固然重要，但醫護人員和院內病人與家屬的安全同樣重要。如何兩者兼顧？

「我們把船員安置在急診室外的獨立觀察室，以及負壓隔離艙中進行急救，」童綜合醫療副院長吳肇鑫說。

可是，為什麼海上事故，會把病人送到童綜合？

「因為我們總是預先做好準備，台中外海離岸風電施工人員、航行在中部外海的各種國際船隻，一旦有緊急醫療需求，空勤總隊載運病人的直升機總是優先選擇送往童綜合治療，」吳肇鑫補充。

他口中的「預先做好準備」，指的是，在醫療技術與設備之外，還必須要有周邊配套規劃。

規劃配套，把時間留給醫療

如果只有醫療技術能力，卻無法將病人及時送到醫院，或因為環境條件不足而影響救治時機，也是枉然。因此，童綜合在梧棲院區醫療大樓頂樓設有標準的空中救護直升機停機坪，協助直升機在最短時間內順利停降；此外，童綜合在直升機停機坪設有空中急救室、空中急診重症處置區，當病人抵達醫院停機坪時，急診醫生便可以立即進行治療，或者經急診專屬電梯直達急診室，把更多時間留給醫護人員。

然而，急重症患者可以透過直升機接送，但有些疾病不緊急，卻無法放任不理，又該如何是好？這種情況，在離島地區格外容易發生。

以烏坵為例，日常飲水、生活用品與交通，都只能依賴每十五天一班的船運支援，更別說是其他；一般民眾如果有醫療需求，只能靠海軍設在島上的診療所，提供簡單的治療。

視訊遠距醫療，把握黃金時間

為了消弭醫療落差，童綜合從2022年開始，提供當地視訊遠距醫療；若有緊急後送需求，則會派遣護理師隨機，提供完整照護。不過，要做到這一點，並不容易。

「為了做好離島與海上船隻緊急醫療後送服務，急診醫學部的醫護同仁都必須學會如何從直升機接送病人，因此童綜合會安排他們定期前往空勤總隊接受訓練，」吳肇鑫說。

救人急如星火，但是並非直升機降落後，就可以立即推出病床接運病人。

吳肇鑫舉例，直升機降落後，旋翼仍在轉動，帶動強大的氣流，可能將周遭物品捲入，醫護人員要注意身上的衣服和吊牌、推床的床單，可能隨風飄起，卡在旋翼上，稍有不慎便容易受傷。

「從人員登上直升機到當地接運病人、患者上機時的照護、降落後人員的護送、等待的醫護人員何時可以推床接人、如何靠近直升機……，每個環節都要配合指令動作，都必須靠著定期訓練內化成習慣與標準作業流程，才能讓各個細節盡善盡美，」吳肇鑫強調。

做好第一線的「拆彈人」

海上急馳救援之外，童綜合急診醫學部在陸地上也搶救了無數生命。儘管只是區域級的私人醫院，但每月急診量高達六千人次以上，與鄰近的醫學中心不相上下。

吳肇鑫用「第一線的拆彈人員」，來形容童綜合急診醫學部的工作情況。

「我們在面對炸彈時，不能只是把導火線剪掉，就交給接手的人；第一線的人要把會引爆的裝置全部拆除，才能交接給下個階段的人員。就像遊戲闖關一樣，需要一關一關來，只是我們必須審慎對待，不能有差錯，因為生命無法重來。」

這段過程，團隊合作相當重要。急診部護理人員接到派遣救護車的電話時，不僅要詢問病況，還必須同時做出要調配哪些人、多少人來支援等判斷。

吳肇鑫分享：「曾有護理師接到要求派遣救護車的電話，內容是台中清水有位懷孕三十七週的婦女，突然意識不清、陷入昏迷，於是她馬上抓住關鍵字『孕婦』、『昏迷』，判斷可能是羊水栓塞導致。

「儘管羊水栓塞很罕見，但死亡率超過九〇%，而且救護車到達現場後，發現孕婦癲癇發作，並且從家屬口中得知，孕婦同時患有子癲症，讓整個情況變得更加危急……

「在救護車前往載送病人到回院這段期間，急診醫學部召集了婦產科、小兒科、麻醉科、心臟內科與外科，以及裝葉克膜的體外循環師（簡稱體循師），多個專科共同待命。

「孕婦到院時，牙關緊閉、全身抽搐、口鼻出血、皮膚冰冷，並且量不到血壓……，於是，急診醫師幫孕婦做CPR（心肺復甦）、插管，再施打急救藥物，先控制癲癇。

「此時，已來不及送患者到開刀房，婦產科醫師直接在急診室進行緊急剖腹產手術，嬰兒隨即由小兒科接手，同時進行CPR及送往新生兒加護病房治療；孕婦則交由心臟外科接力，裝設葉克膜並進行急救。

「一共輸了三萬多西西的血，相當於一個成年人身體血量的七倍。等到孕婦狀況稍微穩定，判斷她應是羊水栓塞合併瀰漫性血管性凝血，還好最後母子均安。」

然而，這樣的例子並不多見。

「同樣是羊水栓塞的案例，有超過九成的病人，即使僥倖救回來，卻陷入無法恢復的昏迷狀態，」吳肇鑫說明，「童綜合團隊充分合作，輪番利用高品質的CPR、剖腹產取出胎兒、建置葉克膜，是當時能夠快速、成功救回那位孕婦的最大關鍵。」

急診醫師沒有後悔的機會

「童綜合急診醫學部一個月平均要收治五位急產孕婦、裝設一次葉克膜，」吳肇鑫直言，「這樣順暢的團隊合作，不可能一次到位，過程中經歷了一次又一次的磨合與調整，各科放棄本位主義，彼此了解與學習，聚焦在『如何做對病人最好』的核心理念，逐漸凝聚共識，才得以完成一項又一項『不可能的任務』。」

也因為這樣，「急診醫學部可以說是與各科配合最多的部門，必須派醫師到各科學習，增加彼此的了解，才能建立更完整的標準作業程序，」他認為，「急診醫師的價值，就在於當下做出最正確的判斷與處理，沒有機會事後悔恨『當時我怎麼不這樣做』。」

「對急診醫師來說，到院後的前十分鐘是很珍貴的，而且只有一次機會，只要錯失就會對病人造成不可逆的傷害，因此急診醫師要做到『快、穩、準、狠』，即刻判斷『怎麼做』、『如何做』是對病人最好的，」一貫面帶微笑的童綜合急診醫學部主任魏智偉，談到這個話題，神情變得凝重。

時效不是唯一考量

急診重視時效，然而，有時候，最快速、最有效的治療，未必是最好的選擇。

魏智偉舉例指出，童綜合附近有很多工廠，一旦發生工安事故就會送到童綜合，最常見的就是手指或手掌不慎捲入機台，造成夾傷或斷裂，必須透過整型外科進行顯微重建手術，將被切斷的手指骨頭接合，再讓肌腱、神經、動脈、靜脈吻合，讓血液循環重新流動，最終才可望讓斷肢、斷指恢復原有功能。

「從手指被切斷到接回，必須在六到八小時內完成，而且必須全程妥適保存斷指，才有機會在手術後恢復功能，但在過程中，醫師還必須同時為患者傷口清創，並且考量怎麼做才能讓患者維持原有生活，」

他說，「五隻手指中，急診醫師會優先保存大拇指，因為手部約有五〇%的功能會用到它，其次則是食指與中指，『維持器官最大功能』是收治病人時的第一優先考量。」

可是，有時因為工傷或交通意外，斷肢已經支離破碎，「截肢是最快的方式，但患者之後就一輩子都是身障人士，未來生活何以為繼？如何度過漫長、艱辛的重建之路？急診醫師都必須設身處地考量，」魏智偉語重心長地說。

甚至，有時不能只從功能面考量，還必須從心理面換位思考。

魏智偉談到，他曾經遇過一位病人，因為操作不慎，整個手臂遭機台捲入。送到醫院時，明顯手臂功能已無法完全恢復如初，但病人堅持要保留自己的手臂，急診醫師便先清創，再交給骨科與整型外科，進行一次又一次的重建手術。

「雖然過程漫長，治療時更是痛不欲生，最後留下來的手臂功能也不及原來的完整，但終究完成了病人希望留住自己手臂的願望，」魏智偉說。

膽大心細，隨時做出正確判斷

相較於其他專科醫師只要專注自己的科別，魏智偉笑說：「急診醫師根本就是一個『斜槓』的專科，有時還得要上演全武行，很多想都沒有想到的情況，確實就是會發生。」

有時，患者的手指意外卡在鐵椅的洞裡，拔不出來，只能連人帶整張椅子一起去就醫；或是被蛇咬了，直接帶著被打死的蛇去打血

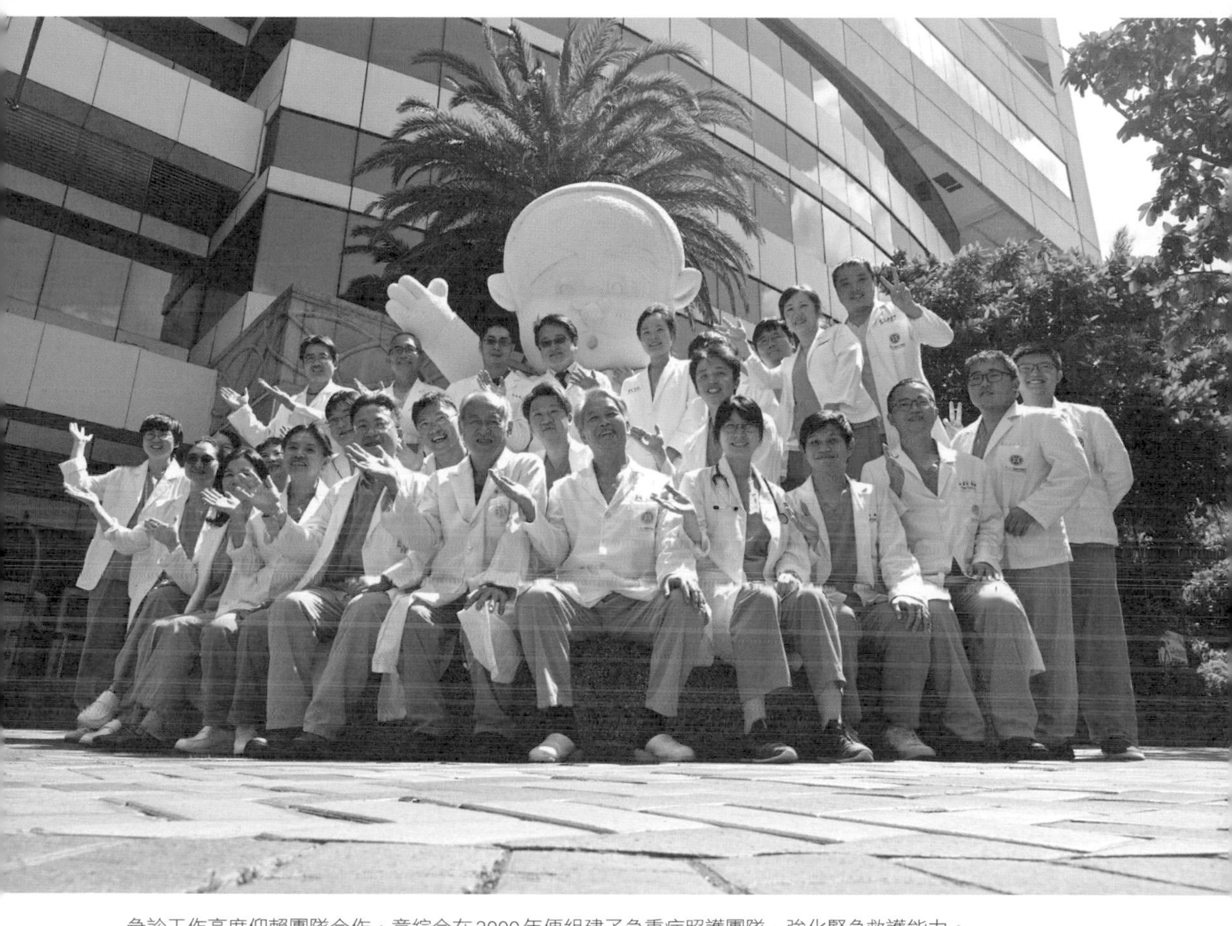

急診工作高度仰賴團隊合作，童綜合在2000年便組建了急重症照護團隊，強化緊急救護能力。

清……，諸如此類不勝枚舉。因此，急診醫師除了基本的內、外、婦、兒、急診、眼、耳鼻喉與精神科，連同緊急醫療救護、災難醫學、高壓氧治療等，全部都要會。

另外，急診的「常客」之一，是自殺或者家暴受害者，急診醫師必須能夠辨識，病人身上的傷口，是否真如患者或陪伴者所說，是「跌倒」、「摔傷」造成；尤其，有時陪伴者可能就是加害者，那時就必須將病人帶離陪伴者，再引導病人說出真相，同時檢視患者傷處，進行通報。

「膽大心細，隨時做正確的判斷，這就是急診醫師的特質，」魏智偉直言剖析。

小兒專科醫師守護兒科急診

隨著時代進步，急診醫學逐步演化，台灣從2010年起施行五級檢傷分類，做為判別患者治療先後順序的標準，依病情嚴重度決定看診次序，不再「先到先看診」，讓醫療資源運用可以更有效、適時，及時挽救重症者的生命。

不過，這個概念，童綜合落實得更早。

吳肇鑫說：「童綜合早在2000年就開始建置急重症照護流程，組建急重症照護團隊，強化緊急救護能力，目前我們第一線的急診醫學部急診主治醫師、專科護理師、護理師與住院醫師，合計超過一百位的人力配置，其中更包含三位小兒專科急診主治醫師。」

成人急診醫生不能看兒科嗎？

國內醫院在急診中設置小兒科專科醫師的情況本就少見，童綜合還編制四位專任、三位兼任，為什麼？

「不能把兒童當成『小大人』來醫，」魏智偉指出，「兒童不僅體型和成人有差異，生理變化和組織結構也和成人有許多不同。因此，儘管急診專科的訓練也包含小兒急症處置，但是為了更加提升海線兒童醫療品質，童綜合還另設三位小兒專科醫師堅守兒科急診，二十四小時守護兒童健康。」

培育雙專長急診醫師

在高壓的醫療現場，急診醫學部更是經常得面臨生死交關的場面。如何讓醫師在高壓工作下保有熱忱與專業，就得靠前輩的提攜與手把手的經驗傳承與教學。

魏智偉補充：「急診原本就是手把手的教學，童綜合為了培訓更多人才，除了招募其他醫院的急診醫師投入，更從住院醫師開始培訓，從2013年到2022年5月，共訓練了二十三位住院醫師取得急診醫學專科醫師證照。」這些醫師不僅有急診專長，童綜合還希望把他們培養成具有雙專長的醫師，如：急診加重症、急診加高壓氧等，以應付更多不同病況的急診患者。

「願意給機會、訓練接班，急診醫學部這種一脈相承的教學模式，讓童綜合這個『品牌』在醫學系學生間留下不錯的口碑，」魏智偉說。

近年來，急診室工作負荷量大，年輕住院醫師往往不願投入，但以召募急診住院醫師來說，在鄰近醫學中心無法滿招的情況下，「童綜合要招募兩位急診住院醫師，卻有十位來申請，」魏智偉表示，「顯示童綜合急診醫學部的醫療實力受到相當肯定，讓住院醫師想到這裡學習。」

不過，童綜合急診醫學部的口碑，不只一種。

魏智偉說：「急診不只是急診，我們還協助醫院發展高壓氧、傷口照護和支援各種大型活動，如：媽祖遶境、日月潭泳渡等，讓急診醫師的發展更多元。」

認識自己，明白你是病人的唯一

在醫療能力有限的情況下，終究有無力可回天的情況。

「有時病人明明救不回來了，但是家屬堅持要再救，這種心情當然能明白，但再救不僅是無效醫療，承受的更是已逝的病人肉體，於是該如何向家屬說明，就要講究技巧與方法，」魏智偉半開玩笑地說：「因為要在短時間內向病人說明情況，並且讓家屬可以體諒，我的口才就是這樣訓練出來的。」

他曾經收治一位急診病人，經過搶救，最後仍撒手人寰，但是當他走出急診室外，向家屬說明時，家屬並未直接奔向過世的親屬，而是帶著女兒向他鞠躬道謝，因為家屬知道醫生已經盡力了。

這是一種面對生命的態度，你必須認識自己存在的意義。

「一位醫師一天可能得面對好幾位病人，但是在病人眼中，醫師卻是他們的唯一；急診醫師的責任更重，因為在危急的情況下，我們是唯一可以向病人或家屬說明的人，讓他們能夠信任我們、放心交給我們，」魏智偉強調。

童綜合在急診醫學領域已打下相當的口碑，但展望未來，「急重症治療是童綜合的專長，之後除了持續強化急診與重症實力，也要再精進罕見疾病的治療與處理能力，讓台灣的醫療與世界有更多交集，」吳肇鑫說，「要做到這些，必須讓教學與研究更深化，培育更多住院醫師，才能造福更多病人。我們，還有很長的路要走。」

4 解開高空墜落的生還密碼

「感謝老天爺把良手又送回來給我！我還要感謝台中童綜合醫院把良手給搶救了回來！」秦良手的父親秦天人說。

2018年5月17日，漢光演習預演，中華民國陸軍航空特戰指揮部（簡稱航特部）上兵秦良手，在台中清泉崗執行空降跳傘操演時，從一千三百英尺（約三百九十六公尺）高空墜落地面，到院前是心肺停止（OHCA）的狀態，經過童綜合四十天的搶救與急性期的治療，再由三總接手後續療程與復健工作。原本幾近全癱的秦良手，現在已經能夠靠著輔助器材練習走路。

「這可以說是醫療史上的奇蹟，」童綜合總院長童敏哲說。而這段「奇蹟」的歷程，讓秦天人數度拭淚、哽咽，表達對童綜合的感謝。

一千三百英尺的墜落

童敏哲回憶，那天是白沙屯拱天宮媽祖一年一度為期八天七夜進香行程的登轎日，每年進香活動期間，童綜合都會派醫護與救護車隨行，為近十萬個「香燈腳」提供醫療協助與處置。

凌晨，他率隊恭送媽祖登轎後，清早回到家，準備稍事休息，忽然手機鈴聲響起。

是國防部長官打來的電話。

「我們的傘兵從一千三百英尺的高空墜落，現在在貴院急救中，麻煩請多關照……」

「一千三百英尺」、「墜落」、「在我們醫院急救」……，已經相當疲憊的童敏哲只剩直覺思考：一千三百英尺，比101大樓還高，重力加速度，墜落後撞擊地面的力量，如同被急駛中的高鐵撞上，人怎麼可能還活著在我們醫院接受急救？

來不及換洗身上的衣服，他立刻趕回醫院了解情況。

意外，是怎麼發生的？

童綜合急診醫學部醫師鄭閔瑋，是秦良丰發生意外當天，在現場支援的醫療團隊其中一位。

「前輩告訴我，傘兵降落後，可能有些擦挫傷等外傷需要做進階處置，不太會有重大事情發生，」他說，「那時候我剛升任總醫師，第一次參與支援漢光演習，前輩事前的經驗分享讓我安心不少。」

意外總是突如其來。

清點完該準備的醫療器材與設備，清晨四點多，鄭閔瑋搭著救護車到台中清泉崗基地，此時基地外圍已有不少軍事迷徹夜守候，等著捕捉軍事預演的盛況。只是，演習視同作戰，一般人無法靠近演習區，即使是支援單位也只能在警戒區外待命，無法進入演習現場。

隨著天色漸明，大約五點多快六點時，C-130運輸機抵達清泉崗機場上空。

原本，此刻的畫面應該是，一個個傘兵從軍機中跳出，高空傘花朵朵開，最後安全降落。沒想到，第三個跳出來的傘兵主傘未開，整個人直線下墜。

「出事了！出事了！快點走，出事了！」醫療團隊中曾經參與過演習的人，很快反應過來，提醒大家火速前往出事地點。

沒有看見預期中的畫面，卻目睹了意外發生的一瞬間，鄭閔瑋沒有太多遲疑，立刻搭上救護車，一邊思考接下來可能面對的情況，以及自己應該如何處理的步驟。

出事的傘兵還活著？

在快到秦良丰落地處前，看到軍方的醫官正在為秦良丰做CPR，「當時我心裡有個念頭一閃而過：在做CPR？那位傘兵還活著嗎？」鄭閔瑋說。

不久後，一行人抵達現場，醫官已經將秦良丰身上的裝備與衣服全部卸下，圍上頸圈，並插管維持呼吸道和建立靜脈注射管線，交接給鄭閔瑋。

緊接著，鄭閔瑋便依自己在急診室的急救經驗，先對患者進行「高級外傷救命術」，從呼吸道及頸部保護（Airway）、維持呼吸及通氣（Breathing）、循環及出血控制（Circulation）、意識狀態及神經學檢

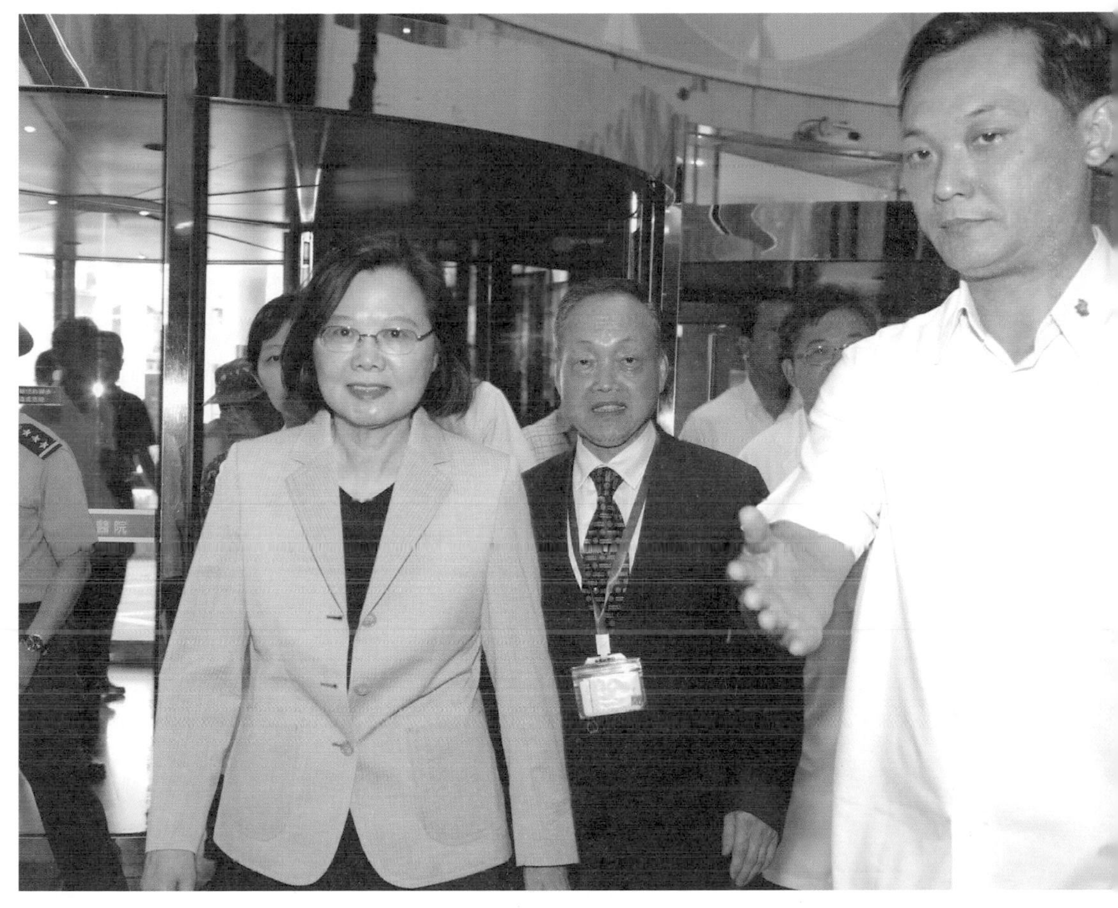

秦良丰在2018年的漢光演習時，意外從空中墜落，一度昏迷、癱瘓，卻始終堅持復健。他堅持不放棄的態度，讓總統蔡英文（左）不僅曾在臉書上藉以表達對國軍的敬佩，也曾親往醫院探視。中為童綜合副董事長童瑞龍。

查（Disability）、全身檢查及環境控制（Exposure），依照A、B、C、D、E的順序逐一評估、穩定傷勢。

透過聽診，鄭閔瑋發現，秦良丰的左側肺部呼吸音減弱，研判是落地時，胸腔遭受到劇烈撞擊導致張力性氣血胸。由於病人當下沒有自發性呼吸心跳，必須立即進行胸部穿刺減壓，以利CPR過程中血液能回流至心臟，並提升肺部通氣，減少腦部缺氧的情形。

「腦部缺氧會造成腦細胞損傷，若持續缺氧四到六分鐘還可能造成腦死，即使救回一命也可能變成植物人，」鄭閔瑋立即向護理師要來一根粗針，直接插入秦良丰的胸部肋膜腔，讓氣體排出，解除對心臟血管的壓迫。

成功減壓後，鄭閔瑋立即將秦良丰送上救護車，到醫院進行後續急救與治療。一路上，鄭閔瑋、軍醫官與護理師三個人在搖晃的救護車上，輪流做CPR、擠壓人工復甦球。

奇蹟不只是奇蹟

十多分鐘的路程，對當下的鄭閔瑋來說，卻好像幾個小時那麼長。

終於，救護車從清泉崗基地開到童綜合急診部，由航空醫療救援中心執行長盧立華接手繼續搶救；約莫五分多鐘，秦良丰從到院前心肺停止、瞳孔放大的狀態到恢復自主呼吸與心跳；再經過全身電腦斷層檢查與處置等一系列急救流程，昏迷指數由三分恢復到七分，最後送往加護病房。

童敏哲回到醫院時，秦良丰已進入加護病房做後續治療。緊接著，他便遭到一連串的媒體採訪轟炸，而最常被問到的問題就是：為什麼秦良丰能夠奇蹟生還？

從客觀條件分析，童敏哲點出幾個要件。

首先，儘管當時秦良丰的副傘吃風不足，但是對於減緩落地速度還是有幫助。

其次，軍隊「五點著陸」的精實訓練，讓傘兵在發生危急狀況時，知道如何緩衝下降速度以減少傷害。

再者，秦良丰墜落點剛好在草叢區，吸收部分墜下的衝擊力，加上他身上背的裝備做為緩衝，又減少了部分直接落地的傷害。

除此之外，童敏哲認為，秦良丰還很年輕，身體強健，加上強韌的生命力，都是他能康復的原因。

從醫療技術分析，童敏哲指出，秦良丰能夠幸運生還，現場的急診醫師立即施行「到院前急救處置」，並施以CPR，保持秦良丰的腦部血流供應，到院後搭配進階的復甦至恢復生命徵象，壓縮在最短時間內完成，才是關鍵因素所在。

奇蹟，從來不只是奇蹟。

以扎實經驗做出正確判斷

「這全靠經驗的累積，」鄭閔瑋指出，醫學院畢業，進入童綜合，從PGY（不分科住院醫師）開始接受完整的訓練，快速累積自己的臨床經驗，「童綜合急診部有個特點，就是『手把手的教學』，住院醫師在看診治療患者時，一定有主治醫師在身邊，適時提供建議或事後再

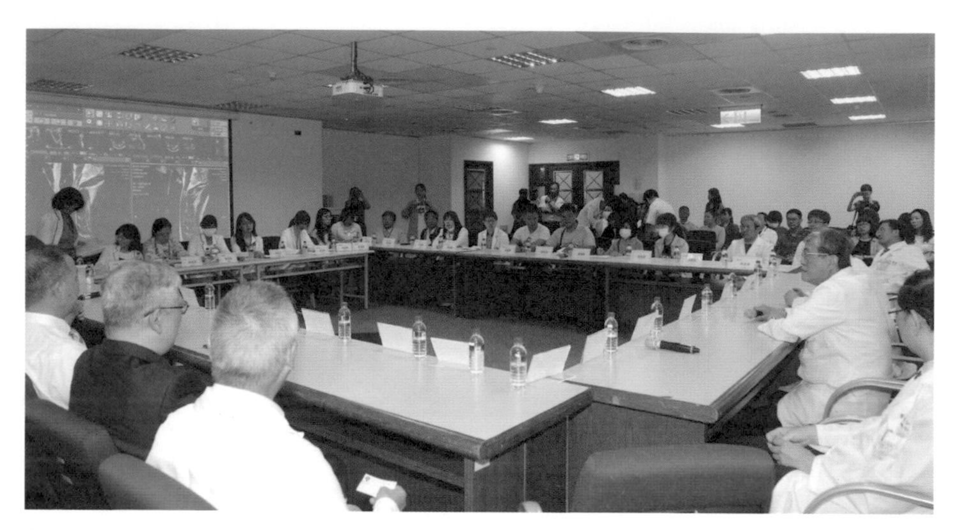

童綜合與三總召開跨院醫療整合會議，共同討論秦良丰的治療計畫，使其獲得完善照護。

討論、分享經驗，這對累積臨床經驗很有幫助。」

鄭閔瑋補充指出，「看診時，住院醫師有獨立思考與判斷病症治療的空間，一旦遇到技術性問題，則主治醫師會適時提供指導，讓住院醫師不用擔心會發生醫療糾紛而不敢看診，反而能勇於面對各種病症的挑戰。再加上在急診部擔任住院醫師期間，一年治療約兩千個病例、三年就有六千多個病例，在遇到秦良丰事件如此緊急的時刻，雖然只是第四年擔任總醫師，也能做出正確判斷，成功搶救生命。」

然而，人救回來、送進加護房病，挑戰才正要開始。

神經外科總動員

四個小時的緊急搶救結束後，秦良丰的意識與生命徵象仍舊起伏不定。

昏迷指數回到七分、八分，開始對聲音有微弱反應，但他的主治醫師、童綜合神經外科醫師金若屏說：「秦良丰的傷勢不輕，除了高位頸椎脊髓損傷，腦內還有點狀出血、脾臟出血，以及腰椎壓迫性骨折、跟骨骨折的情況，而人從高空重摔落地，很多人體急性損傷症狀是到後來才會慢慢出現。」童綜合的腦神經外科、胸腔外科等醫療團隊，全員繃緊神經備戰，擔心隨時會有狀況發生。

果然，當天下午，秦良丰出現血壓低、心跳快的出血性休克症狀，醫療團隊研判應該是體內有出血的情況。檢查後發現，秦良丰的左臀部大腿異常腫大，應該是高速墜地撞擊後，左臀動脈壁全層破裂，在血液恢復循環後出現假性動脈瘤，導致血液大量流失。醫療團隊緊急為他進行血管攝影，做血管栓塞與輸血治療，血壓才慢慢穩定。

經過八個小時、進行各種急救措施後，秦良丰的張力性氣血胸、出血性休克與神經性休克等危急狀況逐漸改善，生命徵象也開始逐漸趨於穩定。

當秦良丰的父母親前往探視時，他會流淚，用微弱的氣音對父母說「對不起」，還要爸爸、媽媽抱抱他……

那樣的場景令人心疼，卻也令人欣慰，畢竟能夠有這些反應，代表秦良丰的整體情況逐漸好轉，對醫療團隊是相當大的鼓舞。

但他最嚴重的傷勢——高位頸椎脊髓損傷，醫療團隊十分憂慮。

金若屏說：「秦良丰從高處墜落時，第二頸椎挫傷，導致人雖然清醒了，但四肢無法動彈，只能靠著眨眼、閉眼，來配合醫療團隊的指令。」

脊髓損傷會造成不同程度的運動或感覺功能喪失，未來是不是會因此癱瘓？醫療團隊、秦良丰的父母，以及他自己，都憂心不已。

挑戰世上絕無僅有的案例

這個時候，依照流程，應該把秦良丰送到國軍所屬的醫學中心三總治療，但「秦良丰是在童綜合搶救回來的，家屬對於醫院的治療比較有信心，也願意配合，」金若屏說，「所以我們順應家屬的要求，讓秦良丰留在院內進行階段性治療，等狀況穩定再轉到三總。」一留，就是四十天。

「秦良丰的案例放眼全世界都是絕無僅有的，」金若屏說，「我們醫院從院長、副院長到神經內外科、胸腔科、急診醫學部等相關科別，召集主任級主管十多人，每天召開一、兩次會議，如果有情況還會再加開會議，就是希望找出最合適的治療對策。」

為了減少秦良丰長時間插管的痛苦與感染的風險，可以早一點復健恢復體力、脫離呼吸器，我們做了以氣切取代插管的決定。

「一日氣切，終生氣切」這類「都市傳說」在坊間頗為流行，但，真的是這樣嗎？

金若屏說：「氣切對病人是有益的。」

氣管內管長度約三十公分，若長時間插管，因管子從嘴經過咽喉再一路放置到氣管內，此處神經密布，容易造成病人不適，還有感染與併發症的風險；但若改用氣切，再配合全人醫療，也就是由營養師、藥師、心理師、語言治療師、復健師、呼吸治療師、中醫與專科護理師等，跨科別的醫護人員共同參與治療，就能有效改善病人癒後狀況。

金若屏強調：「我們不是因為秦良丰事件受到媒體關注才這樣做，任何一位病人的治療只要必須橫跨三種科別，都適用全人醫療。」

三週過去之後，正常人的昏迷指數是滿分十五分，秦良丰已經回復到十一分。

至於讓醫療團隊擔心的頸部第二節至第四節的高位頸椎脊髓損傷，經過詳細檢查，確認只有局部受損，而非神經斷裂，醫療團隊判斷不需要開刀治療，未來只要長時間復健就有機會復原。

由於神經自我修復需要很長的時間，因此，在秦良丰住院期間，院方借助各種藥物與營養，希望能輔助提高受損神經功能自我修復的能力。於是，到第五週時，秦良丰已經可以做到抬頭、點頭等動作，而醫院的呼吸治療師也開始訓練他自主呼吸。

「最讓人開心的，是一般加護病房的病人或多或少都會因為感染而發燒，但是在護理團隊的細心照護下，秦良丰完全沒有發燒的情況，」金若屏自豪地說。

期待強化到院前救護訓練

經過四十天的急救與治療，秦良丰靠著強韌的生命力及意志力，奇蹟般甦醒與好轉。隨著情況逐漸穩定，在醫療團隊評估及家人同意後，童綜合完成階段性治療，轉由三總接手後續治療及復健；而在離開童綜合時，他除了微笑點頭，還用氣音向醫師道謝。「那個個性陽光的兒子又回來了，」秦天人感動地說。

到2022年年初，秦良丰不但能說話、寫字，還能自己進食、使用手機、滑動輪椅，甚至還能靠著外骨骼輔助器材練習走路，並且可以靠四腳枴杖短距離緩步行走。這場奇蹟，不只改變一位軍人、一個家庭，也改變了一位急診醫師的生涯。

「做為急診醫師，早就知道急救現場瞬息萬變，而將秦良丰搶救回來的經驗，讓我在急診路上更有信心、更堅定，」鄭閔瑋說，現在他除了開始分享當時的急救經驗，也更加體認到，第一時間的正確判斷與到院前急救處置的重要。

「不是每位患者都有機會接受完整的到院前急救處置，」鄭閔瑋分享，「國內救災與消防體系在緊急救護上還有若干不足之處，2021年全國救護出勤高達一百一十三萬餘次，人力與設備是最大的問題。

「舉例來說，有許多危急病況需要高級救護技術員立即執行侵入性較高的救命技術，但目前大多數縣市都沒有足夠的高級救護技術員。」

不僅如此，鄭閔瑋提到，救護與消防在現行制度下無法明確分工，救護人員往往必須同時承攬多項業務，無形中又使救護人力更為吃緊。

「另外，目前一台救護車上僅配置兩位救護技術員，且救護車行進間，救護技術員在高度晃動的情況下，難以維持良好品質的CPR，」他分享自身經驗，「如果每一台救護車都能裝置自動CPR機，就可以持續為病人做CPR，減少腦部灌流中斷的時間，讓急重症患者能落實到院前急救，對於提高病人治療與癒後品質有相當助益。」

為病人爭取更多救治時間

減少一個生命損失，就能增加一個完整的家庭。緊急醫療救護系統的存在，便是希望可以減少急重症造成失能或死亡。

曾經的親身體驗加上一股熱血，鄭閔瑋在考完急診醫學科專科醫師之後，開始跟著急診醫學部緊急救護科主任黃泰霖，學習更多到院前救護的相關知識與技巧，並取得指導醫師資格，將到院前緊急救護推廣到附近的醫療救護機構，強化在地醫療能量。

「我希望，藉由協助推廣到院前救護，為病人爭取時間，避免病情惡化與死亡，協助提升到院前的醫療品質，期待更多『秦良丰奇蹟』能再出現，」鄭閔瑋語重心長地說。

5 救護車隊，中部海線的特殊風景

「三月瘋媽祖」是台灣在農曆三月的宗教界盛事，每年媽祖遶境出巡、進香酬神，總會吸引高達百萬信眾參與，文化部將它定為國家重要民俗無形資產，美國「探索頻道」（Discovery）更將台灣「媽祖遶境」與「麥加朝聖」及「梵蒂岡耶誕彌撒」並列為世界三大宗教活動。

百年來首支隨駕醫護團

在各種遶境、進香活動中，以白沙屯媽祖前往雲林北港朝天宮最具挑戰性。從苗栗縣通霄鎮白沙屯拱天宮出發，橫跨台中市與彰化縣，到雲林縣的北港鎮朝天宮進香，來回約四百多公里的路程，全靠信眾徒步行走。

白沙屯媽祖進香最大的特色，是沒有固定時程和路線，香燈腳行走或休息全按照媽祖旨意而行，因此白沙屯媽祖有著「最有個性的媽祖」的封號，而快速行走的鑾轎更有「粉紅超跑」之名。

然而，在長途跋涉過程中，信眾難免出現體力不支等情況。

還好，在龐大的進香隊伍中，貼有Q版媽祖神像的童綜合醫院救護車與機車巡守隊，總是默默跟在進香隊伍中，只要有需要緊急醫療的事件發生，醫護人員就會馬上出動。

白沙屯拱天宮媽祖廟成立百年來，童綜合是第一家在媽祖進香時，為香燈腳提供二十四小時支援服務的醫院，至今已有九年時間。從2014年首度接獲委託以來，由一台救護車、兩位急救醫護人員開始，發展成為一個近百人的志工組織。每年到了進香時節，這些志工就會主動由全國各地集結而來，成為媽祖的隨駕醫護團，分組、分工為香燈腳服務。

問題來了：這家醫院，憑什麼成為白沙屯拱天宮媽祖廟成立百年來，首支隨駕醫護團？

海線不一樣

童綜合醫療副院長吳肇鑫說明：「會派救護車、醫護跟隨進香團，主要是因為每年進香時期，龐大的群眾從各地集結而來，一旦意外發生，可能有許多民眾為同一件事分別撥打一一九，大量的電話湧入將會造成該地區醫療系統癱瘓，而童綜合有自己的救護車，搭配急重症治療專長與彈性動員能力的醫療團隊，能為臨時突發的狀況做最完善的處置，也能避免過度耗用當地的緊急醫療資源。」

醫院不是都有自己的救護車？

事實不然。童綜合會配置自己的救護車，是中部海線醫院特有的文化。

「一般醫院多半是把救護車業務外包給民間救護車公司，由使用者付費，」童綜合交通服務課課長白圓宏解釋，「民眾有緊急醫療需求時，往往會撥打一一九電話，由消防局救護車將病人就近送至適當的急救責任醫院，但中部海線地域廣大，早年救護及醫療資源相對市區較為不足，無法同時支應多個緊急事件，因此當地醫院多數會自行配置救護車，並設有緊急醫療專線電話，方便民眾求助。」

時至今日，中部海線民眾仍保有遇到緊急事故，便直接打電話向醫院求助的習慣，而童綜合因為投入甚早，且持續強化許多資源，能夠提供的救護服務也更加多元。

「我們有八台救護車、十五位救護車駕駛員，二十四小時提供免費的緊急服務，並且不限只能送到童綜合，而是會根據患者的狀況，選擇就近適當的醫院，」白圓宏補充：「民眾可能同時撥打電話給消防局與醫院，如果雙方的救護人員同時到達，會一起搶救患者，送醫選擇則依患者病況及意願決定。」

強化救護員專業能力

台灣的緊急救護技術員證照分為初、中、高三級，不論是否就讀醫學相關科系，都可以受訓成為專業的緊急救護技術員（EMT）；而為了強化自家救護車駕駛員的救護能力，童綜合提供駕駛員以公費與公假方式，學習緊急救護課程。現有十五位駕駛員中，便有七位已取得中級證照。

白圓宏說明：「初級救護技術員（EMT-1）必須受訓四十小時，可

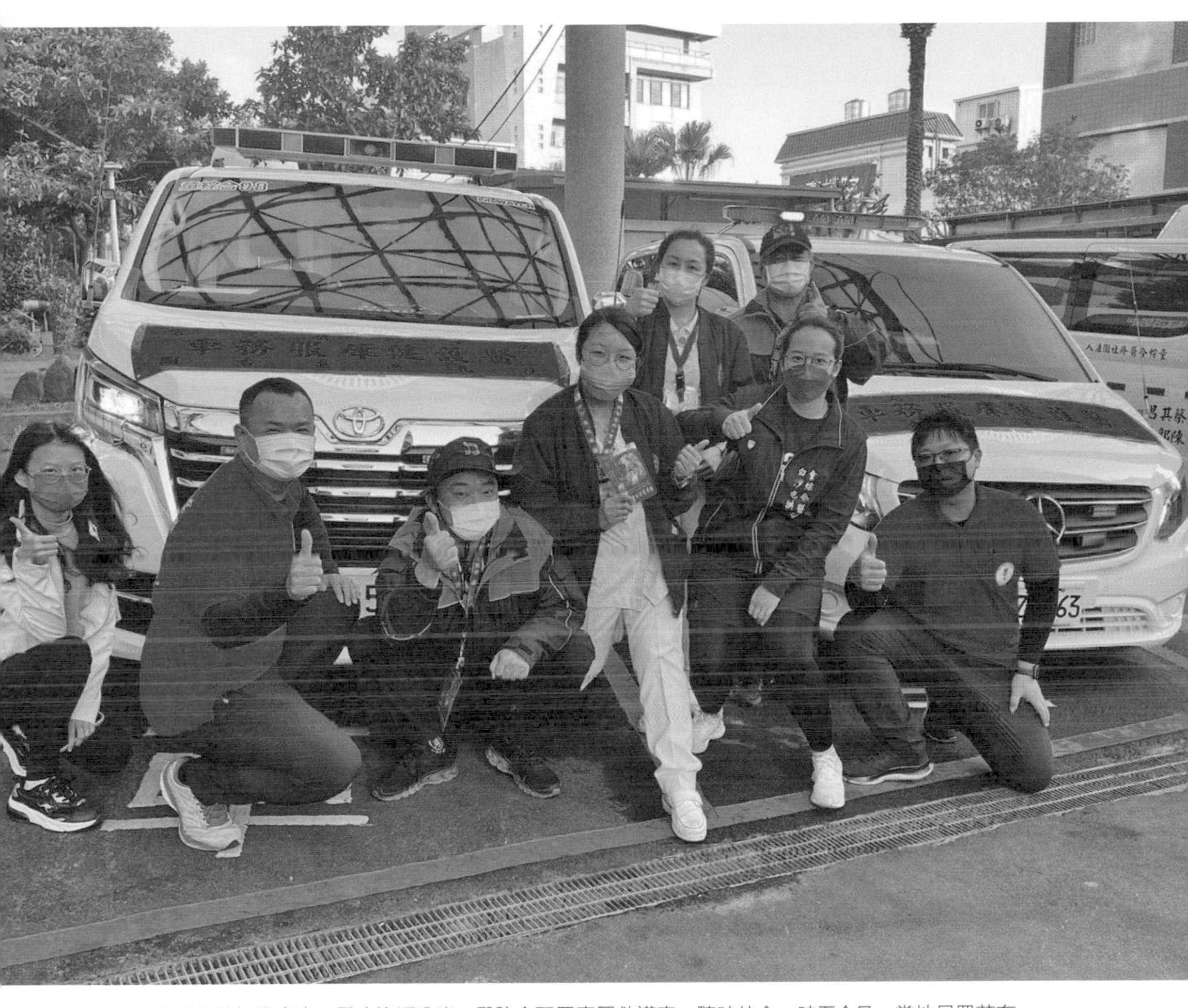

早年因海線幅員廣大，醫療資源貧脊，醫院會配置專屬救護車，隨時待命。時至今日，當地民眾若有緊急醫療救助需求，仍習慣撥打醫院設置的緊急專線電話。

以執行創傷／非創傷評估處置、CPR、AED（自動體外心臟去顫器）、頸椎限制與止血包紮及傷患搬運；中級救護技術員（EMT-2）則是要受訓二八〇小時，內容進一步涵蓋血糖監測、周邊血管路徑設置及維持、使用喉罩呼吸道等到院前救護相關知識及技術。

「至於高級救護技術員（EMT-P），則是必須領有中級救護技術員證書四年以上，且須具有專科以上學歷，再受訓一二八〇小時，訓練期滿並通過衛福部的筆試及術科測驗，才能正式成為高級救護技術員，可以依醫師預立醫療流程執行給藥、注射、氣管插管、電擊術及使用體外心律器。」

但，為什麼要求救護車駕駛員具備這樣的能力？

加速提供醫師精準資訊

「救護車駕駛員具有疾病判斷能力與部分包紮與處置能力，才能適時提供病人更好的到院前救護處理，」白圓宏指出，為了讓緊急救援更加及時，救護車駕駛員與急診部的醫師會不時討論，如何讓病人訊息能更加快速傳遞。

「報案人的陳述可能與實際情況有落差，現場救護車駕駛員如果能提供更具體、真實的情況，就能為病人爭取更多救命時間，」白圓宏表示，「為了讓病人訊息能更加快速傳遞，童綜合的救護車都配有5G、自動電擊器與十二導程心電圖等設備，就是希望在危急之時，提供醫師最快速、精確的資訊，讓病人一到院就能做最立即的處置。」

獨特的救護車文化，讓童綜合有機會造福跟隨白沙屯媽祖的香燈腳們，而率先投入的用心也獲得了回報。

九年來，白沙屯媽祖在進香路途中曾四次停駕童綜合，還有一次更是特地繞道兩公里前往童綜合梧棲院區。影響所及也讓擁有相同信仰的海線民眾對童綜合更加信任。

然而，一開始，香燈腳們並不買單。

從「不吉利」到可靠的依賴

「傳統觀念認為，進香團有救護車跟著，不是好兆頭，」白圓宏透露：「早年救護車只能跟在進香團後面，還要距離隊伍很遠，等到接獲隨團人員身體不適的通報，救護車才可以前往提供救護服務。」

還好，相較於現今動輒近十萬人的規模，當時跟著白沙屯媽祖進香的香燈腳只有大約五、六千人。每當媽祖停駕，童綜合人員就擺設一個小小的臨時醫療站，提供因遠距離步行摩擦而出現水泡的香燈腳簡易處置，或者給予水和扇子等用品。

慢慢，眾人對救護車隨行的觀念改變，開始逐漸認同這樣的模式，而服務模式也持續精進。譬如，為了方便聯繫，從2015年開始，童綜合開始發放印有救護組專線電話的名片給香燈腳，後來又演變成直接印在香燈腳的臂章上。如今，貼著Q版媽祖圖像的童綜合救護車與進香隊伍已經融為一體，成為每年白沙屯媽祖進香的風景之一，從「不吉利」的觀念變成值得信賴的存在。

近年來，隨著網路與社群軟體的宣傳，陪伴媽祖進香的香燈腳愈來愈多，醫療需求也隨之倍增，且除了童綜合，其他醫院的醫師、護

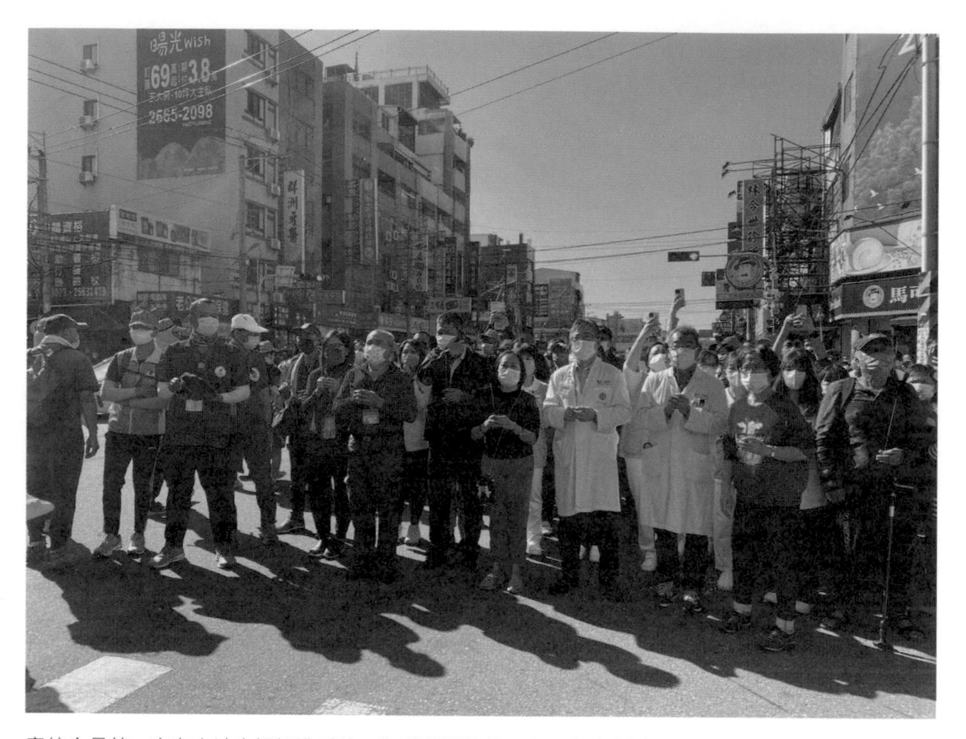

童綜合是第一家在白沙屯媽祖進香時，為香燈腳提供二十四小時支援服務的醫院，已擔任白沙屯媽祖進香隨駕醫護團九年。

理師、緊急救護技術員也主動加入白沙屯拱天宮童綜合醫療團擔任志工。至於沒有醫療背景的人員，則加入後勤，擔起提供物資補給、搭設醫療帳篷等各種支援服務。

「每年進香日期決定後，這些人就會主動分配工作，從物資需求的規劃到安排、人員排班、緊急治療與後送、對於危急個案的處置，以及與其他醫療團的整合和協調，全部井然有序進行，」白圓宏說，「這些志工來自各行各業，看似鬆散，卻十分有紀律與效率。」

培養機動與彈性應變力

七、八萬人同時移動，因為各種意外需要送醫的人不在少數。快速反應能力是隨行醫療團隊在醫術之外，必備的技能之一。

農曆3月，中部天氣已經開始變得炎熱，香燈腳在高溫、高濕的環境中長時間行走，不少人因此體溫調節能力失常，發生熱痙攣、熱衰竭、熱昏厥等狀況。

「救護車載送民眾到當地醫院的次數，有時一天達到二十多次，頻率相當高，」白圓宏說，「若人潮眾多，救護車無法及時抵達，就得靠機車巡守隊機動服務，將醫師直接載往現場進行急救與治療，等救護車抵達再將人員送往醫院。」

每當媽祖鑾轎停駕，就是臨時醫療站開始替香燈腳服務的時刻，提供香燈腳水泡處理、換藥或量血壓等服務。

然而，白沙屯媽祖沒有固定行程與停駕地點，醫療站怎麼架？

醫療團的後勤物資組必須在媽祖停駕前，搭好醫療帳篷、擺好桌椅與醫療物資，「問題是，媽祖何時停駕、在哪兒停駕，沒有人知道，每年都只能靠猜測，」但白圓宏笑說：「這九年，我們從來沒有猜準過，提早搭的醫療帳篷只能搭了又拆、拆了再搭，倒是因此讓支援服務人員訓練出快速拆搭醫療帳篷的好身手。」

醫療服務之外的事

除了為香燈腳提供緊急醫療服務，醫療團還必須負起衛教的責任。

進香需要長途跋涉，許多香燈腳都是靠著堅定信仰與意志力陪媽祖一起走，但長時間的行走與摩擦，很容易讓腳部長水泡。

童綜合急診部緊急救護科主任黃泰霖回憶：「有些香燈腳的腳趾與腳底長滿了水泡，經過醫療人員評估和處置後，認為他們不適合再行走，但香燈腳還是堅持要走完行程，醫護人員只能簡單治療後，提供一些敷料，讓他們自行更換與包紮，以免傷口感染、惡化。」

不過，有的香燈腳口耳相傳處理水泡的方法，卻令他十分驚訝。

「有些人會自帶縫衣針，經過簡單的火烤消毒，把水泡刺破，再留下一截棉線，以利組織液排出；還有罹患糖尿病的長者，想要讓腳部舒緩，噴灑不明藥物，導致皮膚過敏，長出更大的水泡……」黃泰霖提醒，這些做法容易導致皮膚滋生金黃色葡萄球菌與鏈球菌，如果入侵到皮膚下層，還可能造成發炎感染、紅腫化膿，引發蜂窩性組織炎等後遺症。

面對這種情況，醫療團只能不斷宣導與衛教，呼籲香燈腳，若身體發生問題，一定要到醫療站找醫療人員處理，不要自行使用偏方，以免引發更嚴重的意外。

持續升級緊急救護設備

除了伴隨白沙屯媽祖進香、大甲媽遶境，官方、公益活動，或其他需要醫護團隊隨行的大型活動，如：馬拉松路跑，也會請童綜合的救護車與醫護團隊協助。

為了幫病人爭取更多的時間，2019年時，童綜合在獲得企業捐助一台加護型救護車後，又自行採購了軍用多功能生理監視電擊器（ZOLL），防水、防摔，同時結合多項功能，如：人工去顫、半自動AED、心電圖監測、CPR監測、經皮心律調節器（TCP）、非侵入性血壓監測、溫度監測、血氧濃度監測、呼吸監測、十二導程心電圖。

如此高規格的救護車，當年是中部地區第一台，更是全台民間唯一一台，而車上裝設的可摺疊式擔架與氧氣瓶固定座等，更讓病人在轉院移動時，也能獲得最安全的醫療照顧。

「對於第一線的緊急醫療設備投資，童綜合向來不手軟，」白圓宏說，「搶救生命是與時間賽跑的事，救護車是緊急醫療不可或缺的交通工具，因此院方不斷升級，希望可以強化到院前急救處置能力，像是正在建置中的加護型救護車，車上的儀器配置相當於一個『移動的加護病房』，就是為了讓患者能在第一時間抵達醫院、獲得救治。」

承襲海線獨特救護車文化的童綜合，過往許多年，在中部海線寬廣的道路上，總能看見這家醫院的救護車為搶救生命奔馳而行。未來日子裡，這樣的風景，不會消失。

6 幫友邦兒童不輸在起跑點

「我擠一點洗手乳給你，你洗手給我看……手要先沾濕，然後要這樣洗喔……」

童綜合新生兒及兒童加護病房組長郭姿纓回憶，當時她幫柬埔寨金邊白色社區（White Building）的兒童上完洗手衛教課程，孩子們拿著她送給他們的洗手乳和毛巾，有模有樣地比手畫腳，教導其他沒上過課的孩子如何正確洗手。

白色社區，曾經是柬埔寨最多中產階級居住的豪華多層公寓區，然而受到長年戰亂影響，現在，那裡的住民，多半是收入與社會經濟地位都低的弱勢族群。也因此，這裡，成為童綜合國際醫療服務的一環，而郭姿纓則是由童綜合派駐柬埔寨，進行婦幼衛生教育、教導當地醫護人員如何妥善照護新生兒。

從疾病治療到健康促進

「配合政府新南向政策，童綜合推動國際醫療援助任務已經超過十二年，足跡遍及索羅門、布吉納法索等友邦，只是有部分隨著斷交而中斷，」童綜合國際醫療合作發展中心主任王寶華說，「我們除了到東南亞國家義診，同時也與多個國家的醫院和社區進行醫學交流合作，提供友邦國家多方面的衛教知識，所謂國際醫療已經不再只是傳統的疾病治療，更希望可以幫助他們健康生活。」

時間，拉回到2009年。

那年，童綜合成立國際醫療合作發展中心，從剛開始的一個小組，慢慢擴大成一個中心，服務內容也逐漸增加，除了提供國際醫療、美容與健檢國際病人來台治療等相關服務之外，還提供國外參訪交流，建置與中國大陸的醫療單位合作平台，進行專家醫師演講與交流、醫事人員培訓，以及輔導醫院管理業務，有效提升當地的醫療照護品質。

「在提供服務的同時，我們也在學習，」王寶華指出，「台灣的醫療技術與設備已經有一定水準，也因此部分疾病在台灣變得罕見乃至絕跡，年輕醫師未必懂得如何判斷或治療，透過國際醫療互助，不僅是與國際接軌，也能拓展同仁的視野。」

然而，這個理想，距離現實，還有很長一段路。

一杯豆漿開啟轉變契機

空有先進的醫療設備卻無人懂得如何使用、精良的儀器卻無電可用……，諸如此類的國際醫療缺憾，問題往往出在因自信而衍生的某種傲慢。

千里迢迢從台灣到海外，我們認為當地需要的協助，真的是他們想要、需要的嗎？

為了掃除從台灣看世界而可能形成的盲區，童綜合在推動國際醫療計畫時，常會與當地民間組織合作，不僅可以更有效掌握計畫開展的必要流程與日後可能遭遇的挑戰，也能深入掌握當地真正的醫療照護需求。

以柬埔寨為例，2017年時，童綜合和金邊的高棉蘇聯友誼醫院（Khmer Soviet Friendship Hospital）、中洲婦幼醫院（Cham Chao Polyclinic）合作，派遣郭姿纓在金邊駐點三個月，進行「豆漿計畫」，並且與當地醫護人員進行醫療專業交流。

「當地居民經濟情況不佳，蛋白質攝取不足，孩童的認知發展能力相對較差，因此藉由『豆漿計畫』，讓醫院每週提供一至兩次豆漿讓學童飲用，再為學童量測身高、體重，同時參與社區煮豆漿的環境改造工程，以營養補充搭配增加環境刺激等多重面向，提升孩童的學習能力，」郭姿纓說明：「相較於牛奶，豆漿是最經濟實惠的高蛋白食物。」

教導清潔環境的重要

營養改善了，讓柬埔寨未來的主人翁可以擁有更好的起點，但只有這樣還不夠。想要促進健康，環境改造工程也是刻不容緩的要務。

「這裡的衛生環境真的太糟了！滿地的蟑螂，卻把食物和鍋具都放在地上，烹煮料理時也是直接放在地上煮，」郭姿纓直言，「一切都要從頭教起，從洗黃豆開始，鍋具的清潔，甚至到周邊環境整理，並且訂定標準煮食流程，才能確保安全與衛生，最後連牆壁我們都重新幫忙粉刷過。」

不過，找到問題，也找到解決方式，但要開始實施，還必須先克服許多挑戰。

人在他鄉的困境

首先要解決的，是語言問題。找翻譯，就是一件大工程。

郭姿纓說：「柬埔寨人看到是台灣人要請隨身翻譯，一個月喊價六百美元（約新台幣一．八萬元），相當於當地醫師一個月的薪水。」

還好，時任童綜合教學副院長遲景上向柬埔寨首都扶輪社友人邱珍逸求助，邱珍逸大方將自己公司的員工借給郭姿纓，當三個月的貼身翻譯。

除了語言問題，三餐也是一大挑戰。

早餐，可以在飯店內用餐；中午，則要與當地醫院員工一起吃員工餐。可是，當地員工餐廳裡，滿天都是飛舞的蒼蠅，還不時在餐盤與食物上停留……

衛生問題，讓郭姿纓整個人忽然卡住了，滿腦子好像有兩個小人在打架：繼續用餐？還是應該怎麼辦？

而她猶豫的神色，竟讓當地醫院員工緊張了起來：她是不是不習慣院內的飲食？是否要買外食給她？

沒過多久，郭姿纓腦子裡對戰的小人有一方勝出：「我怕會加深隔閡。」為了融入當地，她決定跟醫院員工一起用餐。可惜，這樣的

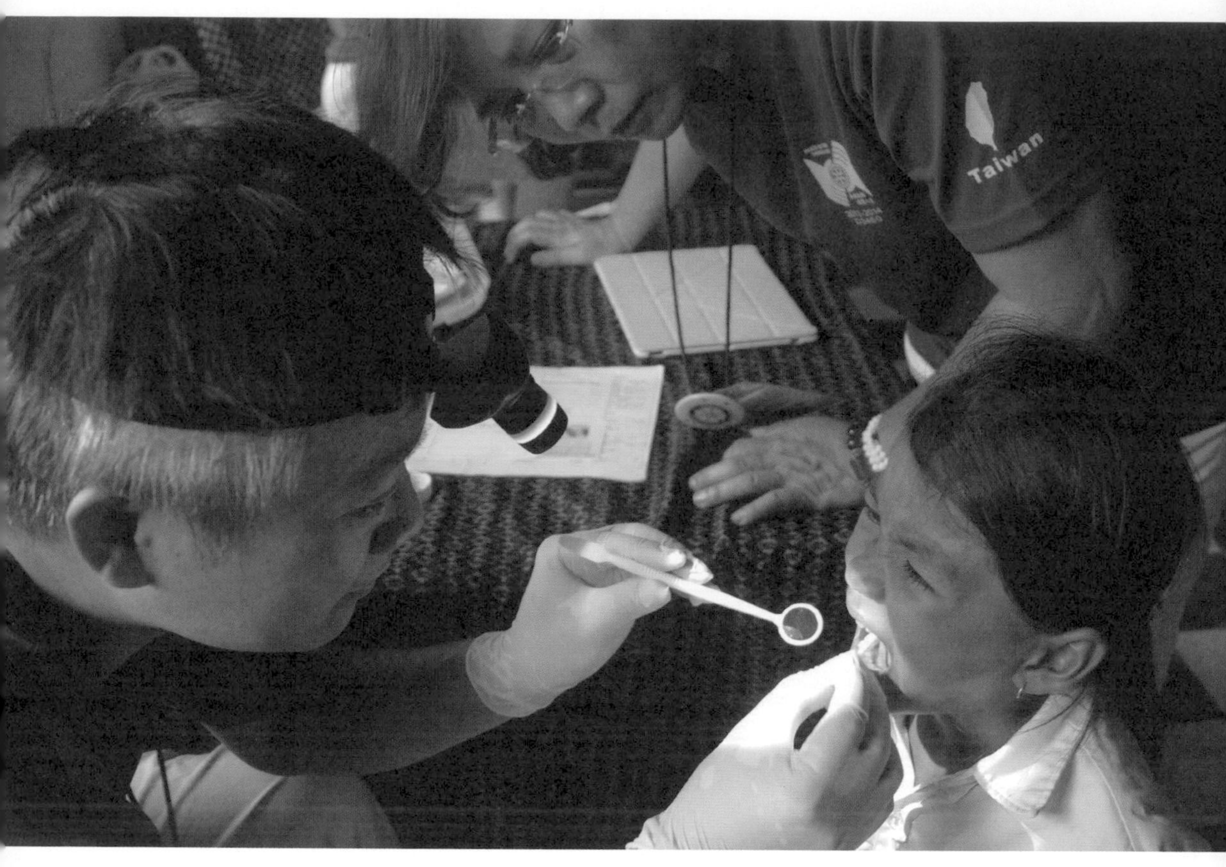

要根本解決兒童的牙齒問題，基礎的保健教育相當重要，教會當地小朋友如何正確刷牙就是關鍵議題之一。

勇氣，身體無法配合，不到一週便嘔吐與腹瀉不止，甚至出現血便的情況。

了解郭姿纓的情況後，遲景上告訴她：「如果不適應，可以立即回台灣，不必等到任務完成。」

然而，「我不想因為自己身體的問題，辜負遲副院長的期待，更不想讓一路支持自己的護理部主任黃瑞芬和護理長楊惠菁失望；更何況，如果就這樣回台灣，整個計畫因此終止，柬埔寨的人怎麼辦？半途而廢，很不負責任……」郭姿纓心中百轉千迴，最終做出的決定，是她還是要留下，完成這三個月的援助計畫。

戴著頭燈打報告

基於安全考量，童綜合決定，為郭姿纓找一間飯店，讓她在柬埔寨可以有較好的住宿環境。無奈，不管怎麼努力，由於當地基礎建設不佳，停電是家常便飯。

「我常常報告打到一半，突然停電。剛開始會緊張，習慣後也學會快速應變的方式，就是戴上台灣帶去的頭燈，繼續打報告，」郭姿纓笑著說。

真正讓她傷腦筋的，是如何在資源有限的情況下，讓當地居民能快速學習良好的清潔衛生習慣。

就地取材，是唯一的辦法。

郭姿纓自己做教學道具，包含飯店提供的備品，如：牙刷、洗髮精、沐浴乳，還有我們平時喝完就丟棄的礦泉水寶特瓶……，都在她手中化腐朽為神奇，「如果不是到了柬埔寨，我很難想像，自己會把這些東西當成製作衛教用品的最佳材料。」

每天，從醫院回到飯店後，郭姿纓將蒐集來的礦泉水塑膠瓶小心切割、磨平切口，當作漱口杯；再將飯店的牙刷、洗髮精與沐浴乳，加上台灣帶去的毛巾，做成上課用的道具，教當地的孩子如何洗手、洗頭。

「這些孩子連如何正確清潔都不會，但當他們上完課，拿到這些物品，臉上立刻顯現出如獲至寶般的喜悅，」郭姿纓說。

「你這樣洗不對，手要搓搓才會起泡泡……」

感受到樂趣的小朋友，學會了，轉身便「指導」起還沒學會的小朋友，如何正確做好個人清潔，甚至興沖沖地回家傳授給家人，「這才是對當地居民最有用的衛教方式，」想起孩子們的童言童語，郭姿纓嘴角忍不住上揚。

成為令人心安的存在

除了走入社區教導小朋友，郭姿纓也在當地醫院協助醫護人員學習新的衛教常識與如何照護新生兒。若是遇到在當地無法解決的困難問題，童綜合就是她的強力後盾，包含醫師、督導與護理長，大家成立了一個聯絡群組，隨時提供遠在異鄉的她線上解答服務。

不過，衛教之外，郭姿纓的一天二十四小時，可說是以忙碌開始，又以忙碌填滿。隨時支援其他醫院的需求，就是她的日常。

這天，柬埔寨金邊臨近省分，有一家獲贈新生兒保溫箱的醫院，因為臨時有早產兒出生，需要使用保溫箱，但醫院沒有人會組裝。

怎麼辦？醫院找上郭姿纓。

接獲消息，她立刻帶著翻譯，奔赴兩小時車程之外的醫院，協助安裝保溫箱。

對當地醫護人員來說，郭姿纓就是這樣一個令人心安的存在。

落入泥土的種子

人世終有別離時，於人、於事、於物皆然。

郭姿纓全力融入當地，完成為期三個月的衛教工作，而參與「豆漿計畫」的孩童，營養與成長狀況也都有明顯改善。在她返台前，曾經與她共事過的醫護人員，忍不住頻頻掉淚，難捨分離。

然而，郭姿纓返台兩個多月後，她從當地醫護人員口中得知，白色社區因為都市更新，全數拆除。

「聽到這個消息，不是不遺憾，但曾經學習過的孩子與醫護，會像種子一般，落到土裡後，開始生根、發芽、茁莊，」郭姿纓相信，自己在當地傳授的各種衛教知識，未來將在這個地方蔓延開來。

而她，也像一顆獲得滋養的種子，長成大樹，並且生出新芽。

有了2017年的醫療援助經驗後，郭姿纓在2018年時，利用個人假期參加「台灣希望之芽協會」的義診服務團，再度前往柬埔寨進行醫療、兒童照顧與鄉村健康促進等國際人道援助服務。

「原本我的個性很怯懦，遇到事情總要考慮很久才能踏出第一步，」但是，她說，「因為參與了童綜合的國際醫療援助服務，我的人生改變了，更願意也更勇敢踏出去學習新事務，往後如果要進行國際醫療服務，我一定第一個報名！」

不一樣的健康守護

國際醫療服務的類型相當多元，柬埔寨不是唯一，而除了醫護人員的交流，也還有幾種不同的方式。

以台灣的前友邦布吉納法索為例，由於醫療資源貧乏，亟需有醫療團進駐、醫療設備捐贈及醫療技術合作，童綜合便透過國際合作發展基金會（簡稱國合會）的安排，捐贈了一部電腦斷層掃描儀給布國的古都古市友誼醫院，協助改善當地醫療環境。

此外，由於當地尚未建立急重症醫療制度，布國衛生部部長魏瑪勒（Smaïla Ouedraogo）特地前往童綜合，參觀急診、重症加護病房與停機坪空中急救室，希望能夠借鏡並引進這樣的模式與設備，改善布國醫療環境。

可惜的是，布、台交流因斷交而中止，但從事國際醫療，「走出去」不是唯一選擇。邀請當地醫護來台，接受培訓、參訪與交流，是另一種模式。

童綜合國際醫療合作發展中心管理師陳瀅如舉例：「為了讓柬埔寨的醫護人員能學習到先進的醫療照護，尤其是產婦及新生兒的照護品質與婦女生產安全，包括：產前超音波判讀訓練、產房感染管控、產後感染管控和營養攝取訓練等，我們與國際扶輪社合作，邀請當地醫護人員到院內學習交流，強化從產前到產後的相關知識與能力。」

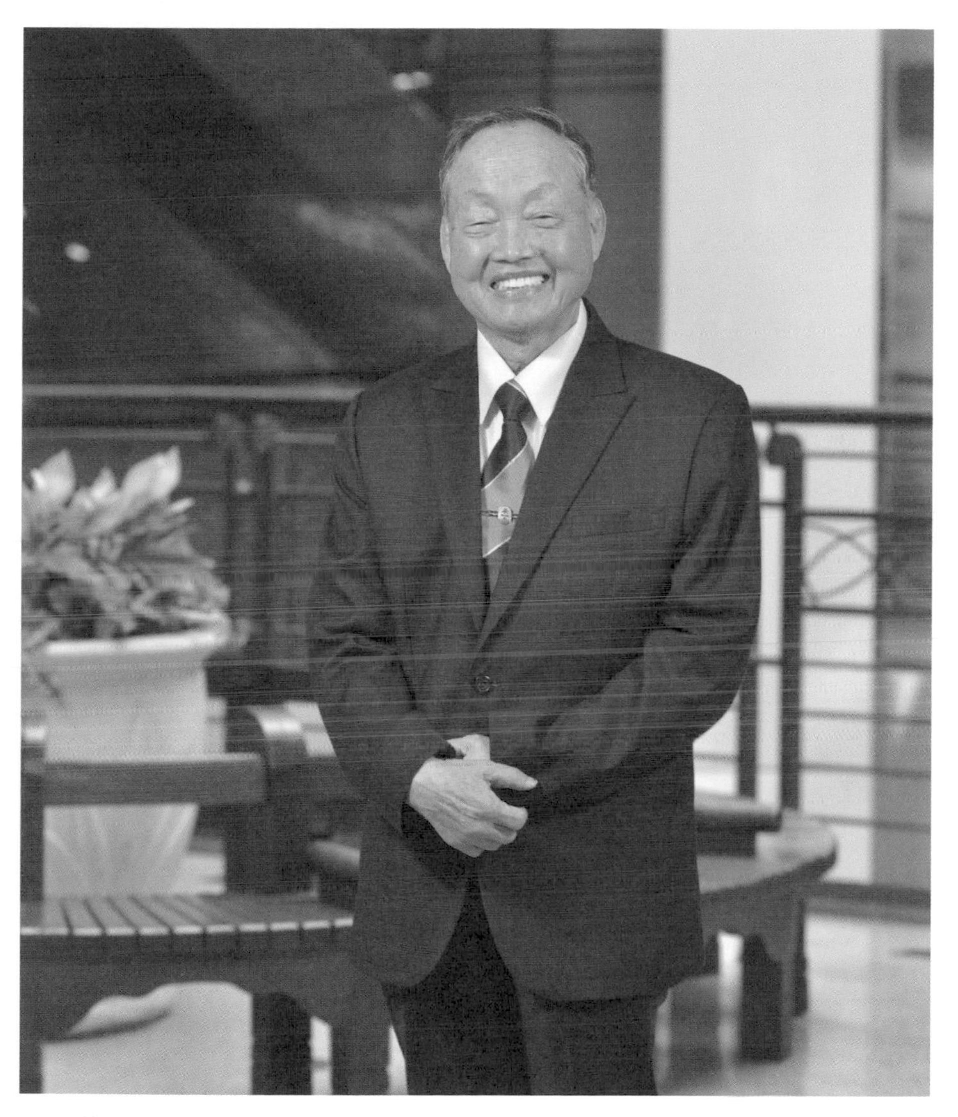

醫療照護沒有國界。童綜合副董事長童瑞龍表示，分享台灣醫療經驗與技術至東南亞國家，不僅是促進當地民眾健康，也能為台灣外交盡心力。

陳瀅如補充指出，當地衛生環境不佳，醫師必須學習如何安全接生、產婦的產後護理與新生兒疾病預防及照顧等課程，童綜合也為他們提供嬰兒室、病嬰室、兒科病房與護理人員等的系統性照護訓練。

她說：「我們希望，可以幫助這些柬埔寨的醫護，把完整的醫療照護技術帶回家鄉，傳授給當地的醫療人員。」

不僅如此，在強化醫護人員的知識與技術之外，童綜合國際醫療合作發展中心也針對海外病人來台治療，提供相關服務。

在台灣也能觀照國際病人健康

有位紐西蘭退休機師貝瑞（Barry，化名），父親與兄長都因罹患攝護腺癌過世，因此他特別留意自己的攝護腺腫瘤指標（PSA）。果然，某次檢查發現，他的PSA指標增高，但病理切片及核磁共振檢查都查不出原因。

為了降低罹癌風險，貝瑞想要進行預防性切除攝護腺，但當地醫師不同意施行手術。

後來，經由醫療儀器商，他打聽到童綜合專精泌尿科手術，特地千里迢迢飛到台灣，童綜合研發創新中心院長歐宴泉檢查後，認為確實有必要，於是利用達文西手術為他切除攝護腺，術後不久便返國，恢復正常生活。

除此之外，還有來自中亞吉爾吉斯的患者，經過二十小時的航程，不遠千里而來。

那是一位三十歲的婦女娜絲嘉（Nastya，化名），腎臟功能衰竭，卻因血管阻塞而無法順利洗腎，可能有生命危險，因此透過伯特利中心（BRC）與晨光影像發展協會等教會人士，協助她來台就醫，由童綜合心臟外科醫師李志賢為她進行心導管手術，打通阻塞的血管。術後，她的狀況非常良好，返國後也能安心洗腎。

譜寫超越國境的美好

從2009年迄今，童綜合已經在國際醫療領域默默走過十多年。回溯既往，童綜合副董事長童瑞龍謙虛地說：「我們只是配合政府政策，進行邦交國及友好國家的醫療、衛生合作計畫，提供相關技術、知識與物資等協助，並且分享台灣的經驗，希望可以協助提升這些國家的醫療衛生及照護能力，也希望透過與民間單位合作進行義診服務計畫，促進當地民眾健康。」

不過，以當前情勢來看，他強調：「提供醫療人員來台接受醫療訓練的機會，協助他們提升醫療與公共衛生水準相關知識和能力，讓這些人員受訓回國後，可以成為醫療種子教師，才是真正能夠改善當地醫療水準最有效的做法。」

尤其，「接受醫療是人權，醫療照護更是無國界，」童瑞龍說：「台灣的醫療技術是新南向政策往東南亞延伸的重要軟實力，童綜合做為中部地區重要指標醫院，希望能把醫療技術與經驗分享給其他國家的醫療人員，造福更多有需要接受醫療的民眾，同時也能為台灣外交盡一份心力。」

第三部

營造健康生活節奏

社會變遷，生命有不同的樣子。
對於健康，可以有不一樣的規劃與對待。
醫院的角色也隨著時代演化，
從疾病治療者變成健康生活提供者。

1 最貴不等於最好

當童綜合十九樓的電梯門打開，暖黃色的燈光照入雙瞳，淡淡柔柔的。心，彷彿也安了下來。

走出電梯，一眼望去，是一大片玻璃窗。遠眺，台中港躍然眼前。恍惚之間還以為自己置身在國際觀光旅館的迎賓大廳。

穿著摩卡色系套裝制服的接待人員，微笑迎接「賓客」入坐並細心說明，隨後便帶著客人展開一趟自我身體的探索之旅。

這裡，其實是童綜合的高級健康檢查中心（簡稱高檢中心），與醫院門診區熙來攘往的看病人潮，有著截然不同的景象。

健檢風氣日漸普及

隨著國人生活習慣改變與飲食精緻化，難免有各種可能影響健康的潛在危險因子纏身。所謂「上醫醫未病」，在國家長期推動「預防勝於治療」的觀念之後，民眾也開始逐漸將定期健檢納入日常生活的一部分。

然而，面對五花八門的健檢方案，民眾心中難免疑惑：專營健檢業務的機構和醫院的健檢中心，有什麼差別？自己又該如何選擇合適的方案？

全程連續，完整服務

「不同機構提供的健檢服務各有所長，」童綜合行政管理中心高級管理師黃靜瑩說：「醫院健檢中心的優勢，在於若發現檢查結果出現異常，患者毋須自行摸索就醫，無論是要進一步諮詢或治療，都不必舟車勞頓多跑一次醫院、重複檢查，健檢中心會直接轉介到醫院各科，還有專門追蹤異常報告的護理師、提供門診預約服務的個案管理護理師，協助處理後續事宜。」

以童綜合為例，當所有檢查結束，高檢中心會提供一份健檢結果評估報告，當天便會由資深專任醫師針對健檢民眾的檢查報告，面對面詳細解說，同時接受提問，給予需要的建議；之後，再由個案管理師（簡稱個管師）主動定期追蹤，如果需要後續診療配合，也會依據個案需求，協助安排至相關專科門診接受治療。

「這樣一來，健檢者即使需要再做檢查，也可以有更明確的方向，」黃靜瑩微笑表示，「這也就是為什麼，民眾往往更樂意選擇醫院設置的高級健檢中心。像是目前童綜合的高檢中心，可依照個人職能、團體與需求等面向，打造量身訂做的健檢項目，一年提供的健檢量能高達七千多人次，換算起來每天平均約有三十人次受檢。」

然而，如果只是這樣，恐怕還不足以滿足民眾的需求。

醫檢分離，保護隱私

「現代人對於隱私的重視，在規劃高檢中心時，我們也一併納入考量，」黃靜瑩強調，「不同於一般體檢，需要與就醫民眾排隊並共用檢驗設備，高檢中心為消費者提供專屬的醫療設備，如：專用電梯與綠色通道、特別訂製的麻醉護理師專用行動護理車，讓健檢民眾享有保障隱私的健檢服務。」

至於健檢服務本身，她補充：「我們結合了『預防』和『臨床』的需求，從諮詢、說明健檢項目內容、行程、衛教等，都配置了專任醫事人員提供服務，檢查時也會有專任的護理師負責帶領檢查、彙整體檢結果、追蹤異常報告，以及協助預約門診，提供健檢者完整的服務；健檢結束後，則由健康管理師進行個案管理，再由各科的專科醫師看診、檢查、詳細解說檢查結果。」

「我們的高檢中心是名副其實的『高貴不貴』，」童綜合總院長童敏哲笑著說到，除了提供獨立的檢查空間，還在候檢區提供了視聽設備與閱讀空間供健檢民眾使用，可以遠眺台中港的風景，甚至還有獨立的貴賓室，讓海線民眾擁有專屬的頂級健檢中心，協助他們預防疾病、追求更健康的生活。

2001年童綜合梧棲院區剛成立時，高檢中心只有四百坪左右；隨著國人對於健檢的接受度愈來愈高，市場需求與到院健檢人數快速增加，在2014年擴充規模，成為約八百坪大的場地。

「健檢有季節性的不同，人數也有相當落差，目前平均一天約有三、四十位到院進行高級健康檢查，這個數量對海線醫院來說是相當多的，甚至我們還吸引不少外籍人士來台健檢，如果因此發現需要進一步治療的疾病，也多數會選擇留下來接受醫治，」黃靜瑩說。

將台灣醫療推向國際

「以政府推動的健檢簽證為例，」黃靜瑩指出，「這個政策吸引許多來自東南亞、中國大陸觀光團等外籍人士來台，我們平均一個月會接到一個『健檢觀光團』，成員大約二十人至三十人不等。」

外籍人士為什麼要來到人生地不熟的台灣做健檢？

「品質是最重要的因素，但還有其他誘因，」黃靜瑩分析，「台灣的醫療水準與美國不相上下，但價格比鄰近的日本、韓國等地還便宜，來台灣健檢的費用可能只有美國的二分之一至三分之一，而且我們還可以提供專屬的規劃。」

這樣的趨勢，對童綜合來說，別具意義。

「國際化的健檢服務能量，等於是我們將台灣的醫療服務推向國際市場，讓更多人看見台灣的醫療實力，又吸引更多外籍人士來台健檢、就醫，形成一種正向循環，」黃靜瑩自豪地說。

不過，榮耀的背後，總有不為人知的甘苦。

黃靜瑩回憶：「我曾經接待過一團來自緬甸的僧侶團，全團大約二十多人，沒有人會講中文，導遊也無法隨時陪在每個人身邊翻譯。於是，為了接待他們，童綜合的接待人員特別去查詢各項習俗與習

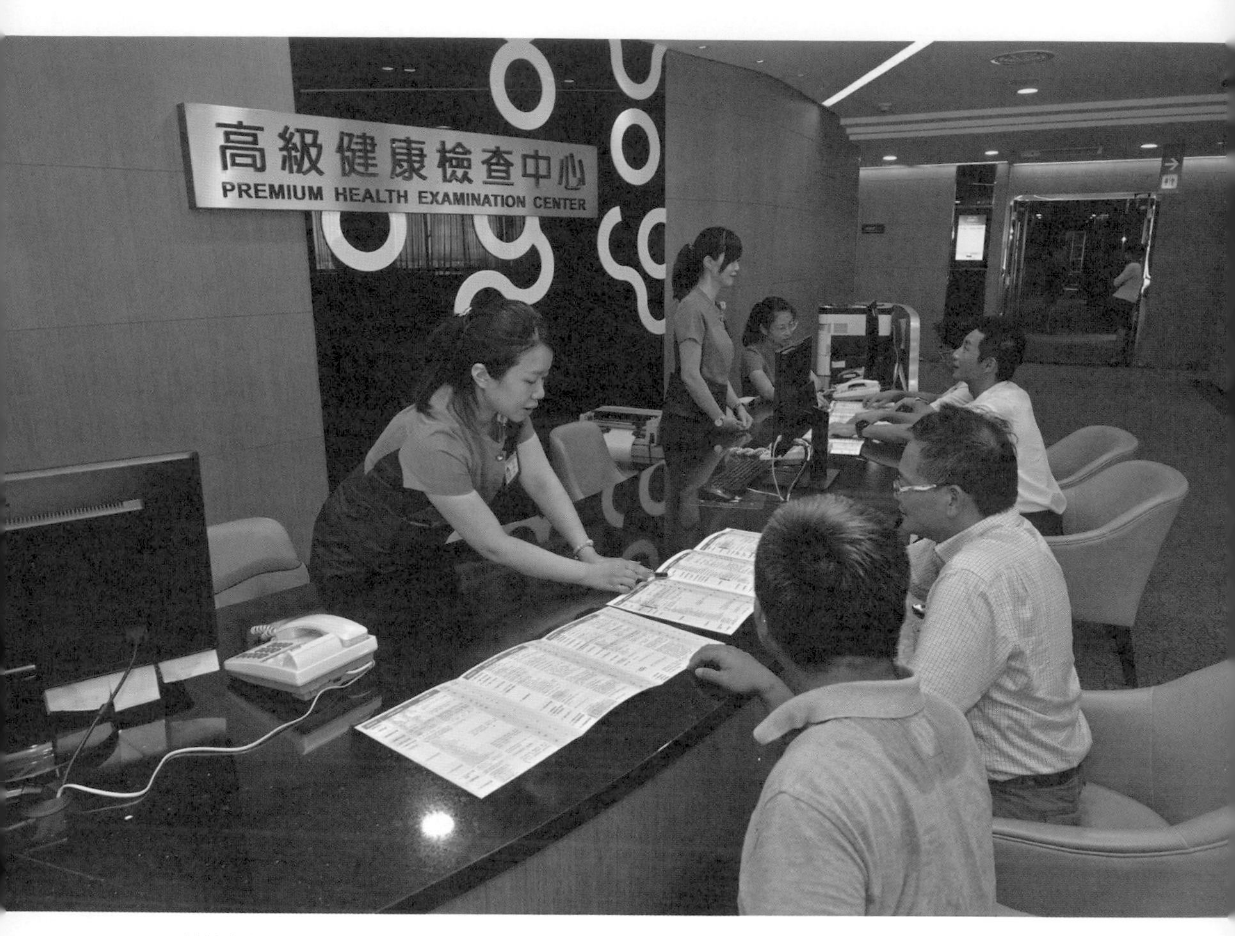

健檢中心不是醫療單位。童綜合高檢中心堅持，從預防與早期治療出發，為民眾規劃符合需求的健檢服務。

慣，將每項健檢過程做成圖卡，方便這些僧侶了解所要進行的健檢項目。」

流程問題解決了，還有宗教問題必須處理。

緬甸僧侶從出家受戒後，就必須時刻穿著袈裟等僧服，要如何說明才能讓他們安心脫下袈裟、更換健檢專用服裝？平日理所當然的小事，此刻都變成重要細節，必須再三演練。

不僅如此，在飲食習慣上，緬甸僧侶過午不食，與一般健檢的時間規劃大不相同，必須盡量讓他們在中午之前可以體檢完，兼顧戒規與飲食需求。

「來自不同國家的健檢客人，各有不同的文化習俗，一開始我們沒有前例可循，全得靠摸索與不斷學習，讓服務更完善，」黃靜瑩語重心長地說。好在，付出的努力終於開花結果，童綜合高檢中心在2014年、2016年、2019年、2020年及2022年，接連五次獲得醫院評鑑暨醫療品質策進會（簡稱醫策會）「健康品質認證」標章。

先諮詢，再檢查

在健康促進的概念下，有時，健檢中心還必須擔負起衛教的責任，尤其是當民眾把健檢當成確診的方法時。

「健檢可以發現一些疾病，達到預防與早期治療的目的，但健檢終究只是健康檢查，並不是門診醫療單位，」黃靜瑩舉例，曾有民眾在其他醫院看過門診，發現無法解決他的問題，跑到童綜合高檢中心，希望可以找到答案。這時，就得靠健檢中心人員進行衛教，傳遞正確的觀念。

2022年年初，就曾經發生這樣一段故事。

一位民眾打電話到童綜合高檢中心，為他的父親預約了最頂級的八萬元高級健檢套餐，然而到了健檢那天，工作人員看到的，卻是一位老先生坐在輪椅上，身上穿著三、四件厚重的外套；服務人員詳細詢問後發現，原來，他是希望藉由健檢，找出父親生了什麼病。

然而，疾病預防和治療是不同的概念，於是健檢中心的工作人員建議他，應該要去醫院掛號看診、接受治療，才是根本之道。

黃靜瑩強調：「在童綜合高檢中心，我們不會馬上做檢查，而是必須經過完整諮詢，再規劃出符合需求的健檢服務；一旦服務人員在諮詢時，發現民眾並不是為健檢而來，就會轉而提供民眾正確的就醫諮詢與資訊，協助民眾找出病因和應該如何處理的做法。」

這樣不是把送上門的顧客往外推？

黃靜瑩笑說：「健檢中心需要有營收，把客人往外推似乎有違常理，但我們推動健檢的目的，是要真正協助民眾解決問題，而不是金錢導向，盲目收客。」

適合自己的才是最好的

不過，即使是符合健檢條件的民眾，面對琳琅滿目的項目，要分辨自己應該要做哪些檢查，也不是件容易的事。

挑貴的做比較好？電腦斷層、磁振造影、正子電腦斷層掃描……，五花八門的檢查各有對應的症狀，一般人難以判斷箇中差異，往往認為「最貴的健檢一定最好」。

「這種觀念並不正確，」黃靜瑩強調，「應該是要選擇最適合自己的模式。」

她以童綜合高檢中心提供的健檢套餐服務為例，從入門級的一．五萬元到最頂級、兩天一夜的十一萬元旗艦方案，涵蓋的項目不同，但「不是每個人都要選擇最多樣、最貴的組合，這也是在開始檢查之前，必須先為消費者進行醫療諮詢的原因，這樣才能協助民眾針對本身需求、年齡與身體狀況，提供專屬的健檢服務，也才能真正發揮健檢的效益。」

因此，童綜合的各項健康檢查全都由專業醫師，依民眾個別需求規劃客製化的健檢項目；若是有特殊情況的個案，例如：有疾病家族史或癌症基因，需要針對局部組織或器官做更詳細的檢查，也會依個別情況提供不同的設計。

早期發現，盡速治療

黃靜瑩舉例說明，如果是三十多歲的青壯年族群，建議以套餐的服務做基準，除了基本的生化檢查，再加上磁振造影（MRI）、胃鏡、大腸鏡等內視鏡檢查；另外，近年來空氣汙染嚴重，因此也會針對肺部進行低劑量電腦斷層掃瞄（LDCT），預防肺癌的發生。

她談到，像是肺腺癌，屬於肺癌中的非小細胞肺癌，生長速度較慢，轉移發生也較慢，但若患者等到有呼吸症狀時才求醫，往往已是末期，無法開刀切除，而透過低劑量電腦斷層掃描，就有機會早期發現、早期治療。

童綜合高檢中心主任曾能泉補充，曾有一位遠從竹南來的五十九歲洪姓患者，就是在健檢時發現左上肺有一顆〇・六公分的微小結節，經過健檢醫師及時解說，並轉介胸腔外科門診諮詢專家意見，隨即安排住院進行微創手術切除肺部腫瘤，最後病理科醫師經由免疫分子病理診斷確定為第零期肺腺癌，同時經由肺癌治療團隊針對患者會診討論，建議後續定期追蹤即可，暫時毋須接受化療或放療。

這樣的結果，避免了或許可能發生的遺憾，也讓患者與家人體會到健檢的重要。

了解遺傳史並定期追蹤檢查

為求早期發現疾病，四、五十歲以上的民眾，還可依照家族是否有心血管疾病、腦中風、癌症等遺傳史，以及個人作息等，做為篩選的條件，如：利用心臟超音波檢查評估心血管疾病的危險因子等。

曾能泉舉例，有位許先生（化名），他不僅愛吃檳榔，又有喝酒習慣，在健檢時發現口腔有潰瘍的情況，經由高檢中心轉介耳鼻喉科切片檢查，確認是惡性病變，之後便由童綜合頭頸部整合醫學中心副院長蔡青劭，利用達文西手術為患者切除病灶，整形外科主任李子朋再替病人進行皮瓣手術以維持顏面咀嚼功能，目前已經恢復正常生活。

有了這次經驗，「許先生不僅更重視自身健康，還把自己的經驗跟他菸酒、檳榔圈的好朋友分享，強調健康檢查的重要，」曾能泉欣慰地說。

走過二十年歲月，童綜合高檢中心已經打造出自己的品牌地位。在童綜合梧棲院區醫療大樓十九樓、八百坪的空間裡，健康檢查不只是健康檢查，更是一段放鬆身心、自我覺察的旅程。旅程的終點，還在遠方，但沿路的風景，將不斷加入AI（人工智慧）科技，從「有溫度的服務」演化到「先進的智慧化體驗」，從「社區民眾最信賴的醫院」朝向「國際化的健檢中心」邁進。

2 癌症是可防可控的疾病

惡性腫瘤（癌症）已經成為國人健康的頭號殺手，連續四十年蟬連國人十大死因之首。

生活型態改變、飲食不正常、空氣與化學汙染等種種致癌因子愈來愈多，造成新發生癌症人口不斷增加。

根據衛福部統計，平均每五分鐘就有一人確診罹癌，每十一分鐘有一人因癌症死亡，罹患癌症死亡人數約占總死亡人數三成，每年更有超過一萬個國人死於四大癌症——大腸癌、口腔癌、乳癌、子宮頸癌。

種種數據，難免令許多人聞癌色變。然而，罹患癌症，就代表人生進入倒數計時階段了嗎？

癌症不是絕症

「早期發現、早期治療，癌症還是可防、可控的疾病，」童綜合頭頸部整合醫學中心副院長蔡青劭指出，「若再輔以定期追蹤，更能大幅降低復發與死亡的機率。」

以國人常見的四大癌症為例，研究顯示，透過糞便潛血檢查可降低二至三成大腸癌死亡率、口腔黏膜檢查可降低四成口腔癌死亡率、乳房攝影可降低三成乳癌死亡率、子宮頸抹片檢查則可降低六至九成子宮頸癌死亡率。

有鑑於此，國健署自2010年起，全面推廣四癌篩檢，童綜合也自同年開始，配合政府政策，提供民眾免費篩檢服務。從2010年到2021年，童綜合共服務五十一萬人次，篩檢出一二四二位罹癌患者、三〇三五位癌前病變患者。

追蹤列管，擬定最適方案

「癌症篩檢的目的，主要是為了能夠早期發現、早期治療，」蔡青劭提醒，「許多經由癌篩發現罹患癌症的病人或癌前病變個案，都是健康且無症狀的人。」

受檢民眾一旦確診罹癌，童綜合病理科便會主動發簡訊給開立切片檢查單的醫師，通知受檢病人已經確診，此時醫院也會開啟資訊提示功能。

蔡青劭說明：「從患者確診罹癌開始，我們就會將個案列入五年追蹤管理計畫，持續追蹤個案的就醫、治療情況，並評估個案需求，提供癌症相關營養、社會福利、康復用品、照護用品及心理諮商等資訊及資源；此外，「透過多專科整合模式，針對病人的影像判讀、病理切片、分期、治療計畫等診斷前後的狀況，醫護團隊每週固定開會討論，也會針對治療困境檢討改善，及時回饋給主治醫師，以便能夠提供更完善的治療方案。」

不過，針對癌篩結果，童綜合會鼓勵並追蹤個案及早複診，但「無論是確診罹癌或癌前病變，患者都不一定要留在童綜合接受治療，我們會依照民眾的需求，協助轉介到其他醫療院所；或者，反過來，如果是在外院確診罹癌才到童綜合治療，我們也會協助患者轉院，並且做好個案管理工作，」蔡青劭說。

童綜合癌症中心課長郭秀鳳補充：「每個癌種都有各自的特色與屬性，需要不同的醫療照護服務，個管師會依照病人疾病特性與分期，進行不同程度的個案管理服務。」

然而，每位患者都願意配合嗎？恐怕未必。

協助患者解決經濟難題

不時聽到這樣的情況：患者突然失聯，等到再次出現在醫院時，癌症已經惡化……

「曾有位被診斷出零期乳癌的患者，原本乳癌五年存活率高達九成以上，十年存活率平均也有六〇%，但病人相信民間偏方，相信吃有機食物、喝乾淨的天然水就可以自癒。延誤治療的結果，等她再回到醫院，已經是乳癌第三期，」郭秀鳳無奈地說。

儘管如此，「我們還是不會輕易放棄，」她說，「如果癌症病人診斷後未治療或中斷治療，個管師會進行電話追蹤，並提供諮詢服務，避免錯失治療黃金期。」

童綜合癌症資源中心護理師枋欣妮分享，曾有一位口腔癌四期的

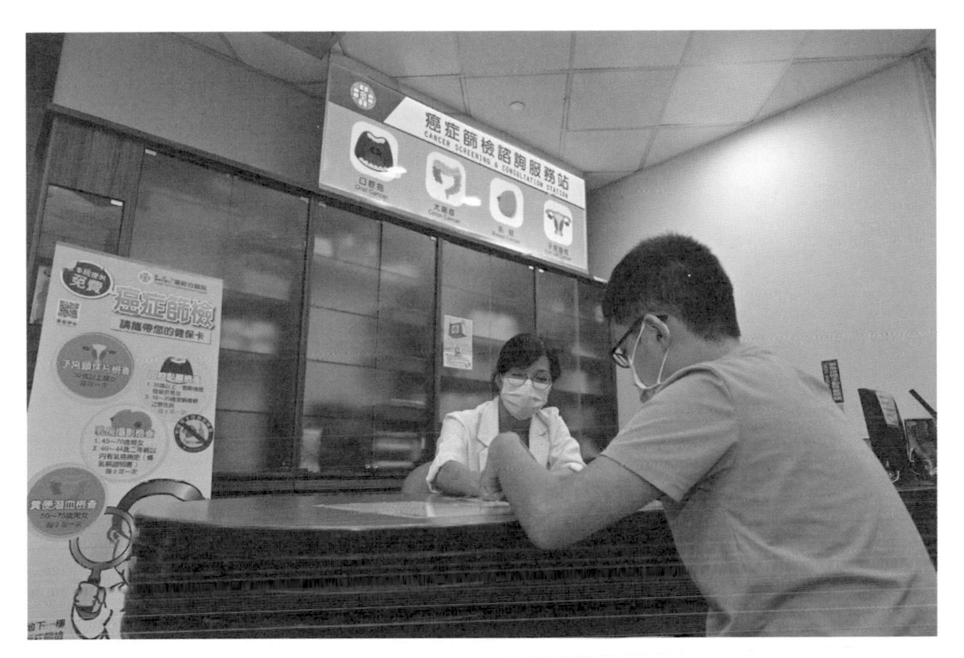

童綜合提供癌症篩檢諮詢服務，加強民眾衛教觀念，透過篩檢將可早期發現、早期治療。

病人，2021年5月，初次在其他醫院接受手術，半年後又復發，同年12月到童綜合就診。年近七旬的他，只有小學畢業，親人都在南部，獨身租屋住在梧棲漁港附近，靠打零工賺取生活費；但因卡債纏身，微薄的薪資扣除償還卡費，每月僅有一萬多元供生活支出，卻又因罹癌，體力無法負荷而辭職，讓原本清苦的生活雪上加霜。

「患者在其他醫院自費七千元做手術，某天口腔內突然一直流血，他咬著路上買的棉球騎車到醫院急診，但醫師檢視後告訴他，健保無法完全給付，需要部分自費，於是他選擇不要治療，直接離開；後來，他到藥局買了幾支空針，自己把腫瘤的膿抽出來，以為這樣就能好，結果引發嚴重的蜂窩性組織炎……」

幾番輾轉，患者到童綜合求治，可是他對個管師說：「我沒錢開刀，只要能止痛消炎就好。」經過追問，才知道他是因為沒錢做手術，所以一直沒有積極治療。

後來，經過個管師耐心解說，讓他了解癌症治療可以有不同選擇，並非只有自費手術一途，患者終於安心入院。

然而，這段時間下來，已經延誤不少治療時機，患者的口腔癌變成第四期。

「當時，患者必須接受一連串的放療與化療，且口腔手術後只能流質飲食，病人愈來愈虛弱，甚至有了輕生的念頭……」枋欣妮語氣沉重回顧。

還好，遺憾沒有發生。

患者透露：「多虧有熱心的個管師，幫忙奔走尋找各種資源、透過癌症資源中心提供飲食和資源補助，否則我其實已經想好，放棄手術及後續治療，然後在租屋處自殺。」

面對這類狀況，「若病人是因為無法長期負擔高額醫療費，個管師會轉介給社工，協助找尋相關經濟補助或者生活輔具等服務；又或者，患者因為治療期間無法工作，導致家庭生活無以為繼，我們就會透過與民間組織的合作，提供病人相關生活補助與服務，例如：癌症家庭子女獎助學金、居家服務與照顧，讓病人與家屬能有些許喘息空間，」枋欣妮說。

深入追蹤，找出抗拒治療原因

民眾抗拒治療的原因很多，個管師必須深入追蹤，才能找出原因。甚至，有時是「心病還須心藥醫」；尤其，在漫長的抗癌過程中，心理的建設與陪伴，以及正確的衛教知識，與醫師的治療同樣重要。

郭秀鳳分享自己的經驗：

有一次，她的先生做完健檢，在胸部電腦斷層發現肺部有結節的小陰影，當時醫師說，這是正常情況，可能是曾經感染後留下疤痕，但她先生認為，醫生一定只是在說好話、安慰他，於是他開始想像：自己離開人世後，留下來的母子該如何生活……，心中不斷上演各種「小劇場」。

在這種情況下，大約有半年時間，郭秀鳳的先生整個人陷入憂鬱、低落、絕望的情緒，而且愈來愈嚴重，從一個很開朗、愛說冷笑話的人，變得焦慮、陰鬱。還好，她將人拉到醫院重新看診，由醫生直接說明情況，證明他根本就是自己嚇自己。

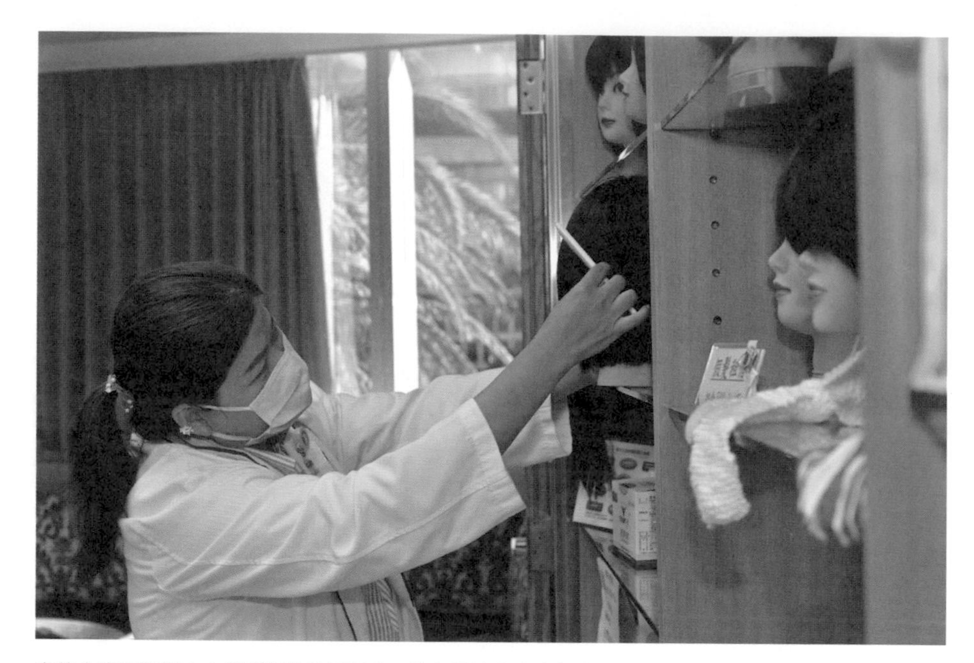

童綜合癌症資源中心護理師枋欣妮指出，院方關懷癌症患者身心，提供許多衛教協助，並設有假髮諮詢室等單位，協助病人建立自信。

還有另一種情況，是患者基於某些特定考量，不願接受治療。

郭秀鳳以乳癌為例指出，若能透過篩檢早期發現乳癌，經過適當治療，五年存活率高達九成以上，但有些女性患者一得知自己罹患乳癌或子宮頸癌，當下反應就是「我不想切除乳房」，因此，選擇逃避。

「其實，早期乳癌只要針對腫瘤做局部範圍的切除，或者利用輔助性化學與標靶藥物治療，不必非得切除整個乳房。因此，個管師藉由諮詢，傾聽患者的想法與疑慮，再傳遞給患者正確的治療觀念，就是相當重要的事，」郭秀鳳強調。

雙向溝通，傾聽患者心裡的話

「個管師不僅要提供病人專業醫療知識與照護，傾聽病人的想法也很重要，」郭秀鳳說，隨著醫療觀念改變，因應地域性差異，也必須採取因地制宜的做法。

譬如，許多海線地區的長輩，子女長期在外地工作，即使生病也無人陪伴與關心，有時為了紓解心中的鬱悶，可能會打電話找個管師訴說自己的心情。

「有時患者打來，一講就是一、兩個小時，內容未必會談到疾病治療，而是訴說自己的情緒與感覺，甚至有時患者會自己編劇，我們還要陪他們一起演戲，」郭秀鳳說。

曾經有一次，她打電話給某位久未回診的病人，明明是患者本人接的電話，對方卻說：「他不在，他搬去山上住了（過世的意思）。」

郭秀鳳只好裝作不了解，接著問：「他什麼時候會回來？」

患者回答：「他不會回來了啦！」

郭秀鳳再說：「那他有回來時，再跟他說，要回來看診喔！他很久沒有來了，我們都很想他……」

當然，「若是患者一直沒有回來醫院看診，過一陣子還是會繼續追蹤病人的情況，」郭秀鳳強調：「我們不會放棄病人，希望病人也不要放棄自己和接受治療的機會。」

正向積極，肺癌四期也能穩定控制

「如果是情況不佳的病人，我們會請營養師提供營養諮詢，或是轉介心理諮商師給予心理支持，」郭秀鳳強調，「患者一定要用正向的心態去面對。」

擔任八年個管師的她，就曾遇到一位個案，因為積極面對癌症治療，展現令人欣喜的成果。

那是一位七十多歲的肺癌患者，確診之後沒有自怨自艾，而是積極配合醫師，接受前導性治療，讓腫瘤變小，再接受開刀與相關的輔助性治療──過程中，為了讓自己的身體更強健，患者每天都去爬山、做各種運動來強化體能，家人更是全力支持，陪同患者抗癌，準備各種能夠強化免疫力的食品與營養品來補充體力，並諮詢醫生如何提升抵抗力與體力。

此外，患者在做標靶藥物治療時，個管師也會提供治療前的建議、副作用發生時的調適，或是推薦營養師教導家屬做好飲食調控，例如：多攝取蛋白質、增加病人細胞自我修復能力等。

「這位病人開朗面對自己的病況，偶爾還會主動打電話給個管師分享自己的身體狀況，不時與個管師開玩笑，」郭秀鳳說，「在醫病無間配合下，患者從診斷出肺癌第四期至今，已經有三年多時間，病情都在穩定控制中。」

追本溯源，改正致癌因子

現代醫學講究的是精準健康，除了精準診斷、治療，還包含了風險評估、預防與健康促進。因此，如何找出致癌因子並且對症下藥、及早治療或預防，也成為醫界關注的項目。

蔡青劭舉例，口腔癌是頭頸部惡性腫瘤發生率第一位的癌症，也是我國青壯年男性最常見的癌症之一，更是台灣十大癌症中成長速度最快的一種，近十年來口腔癌發生率增加了一三．一％，男性口腔癌成長率則高達三六．四％。

值得注意的是，口腔癌在台灣的分佈，中南部明顯高於北部。

全台口腔癌死亡率最高的前五大縣市，為台東縣、雲林縣、彰化縣、屏東縣、南投縣；若從口腔癌陽性個案數來看，依據國健署2019年的統計，台北市為一九四六人，台中市、台南市、高雄市分別為四三三二人、三三二六人、四七〇五人。

此外，台灣口腔癌患者發病部位，以舌頭邊緣和口腔頰黏膜最為常見，與歐美國家多發生在下頸部明顯不同。

為什麼會有這樣的差別？

「一般認為，主要是由於台灣獨特的檳榔文化，加上抽菸、喝酒的習慣所致，」蔡青劭指出，「過去三年，童綜合每年的口腔癌篩檢量近三千件，其中篩檢結果呈陽性的人（一般稱為陽性預測值）高達八三・三％。」

所幸，「口腔癌若能早期發現，利用放射線或化學治療，抑或進行局部病灶切除的小型手術，即可有效治療；若需要大範圍切除，也可利用達文西手臂或腹腔鏡等進行微創手術，切除病變部位，並可讓患者不致在術後出現臉部破碎或變形等狀況，說話、咀嚼與外觀都與一般人無異，三年存活率也有七成以上，」蔡青劭說。

不過，為了可以更進一步，做到事前預防、減少口腔癌的危險因子，童綜合社區健康營造中心開設了「戒檳班」，宣導及辦理戒檳榔課程，甚至走出社區，到企業宣導，讓想要戒除檳榔習慣的民眾都能有正規的途徑、獲得正確的資訊。

蔡青劭說：「很多患者長期嚼食檳榔，導致牙齒動搖、磨損及牙齦退縮而不自覺，在戒檳榔期間發現牙齒動搖等問題，反倒誤以為是由於戒檳榔才導致，『戒檳班』就要負責提供這些『紅唇族』正確的衛教常識，並且藉由同伴間的經驗分享與相互勉勵，達到戒除檳榔的效果。」

多管齊下提升治療效果

「抗癌不是一個人的事，」郭秀鳳記得，曾經有位肺腺癌第四期的病人，同時患有高血壓與糖尿病，他的媳婦便經常與個管師溝通，詢問要如何準備膳食，才能讓公公更有信心與體力接受治療。

一般來說，肺腺癌確診時，多半已經進入晚期，治療不易，有時還會伴隨發生癌細胞轉移的狀況，存活時間也相對較短，但「那位患者在家人細心照料下，治療一年後才過世，」郭秀鳳欣慰地說。

面對癌症，民眾可能會否認、憤怒，進而開始討價還價，到處尋求名醫與偏方診治，甚至希望有神蹟出現，可以不藥而癒。但到最後，還是得面對罹癌的事實。

正因如此，「醫院的癌症中心結合多方醫療資源及資訊，就是希望透過醫療端、病友團體與民間機構的協助，讓患者能夠正視健康問題、接受正規治療，並結合生活、心理等不同層面多管齊下，降低患者因癌症所帶來的負面影響，進而提升治療效果，」郭秀鳳說。

3 開啟防疫大作戰

在2019年年底爆發的新冠肺炎疫情席捲全球，截至2023年3月，帶走將近七百萬條寶貴生命，在台灣有將近二萬人死於新冠肺炎。

隨著疫情邁入第四年，狀況逐漸趨緩，許多國家逐漸恢復疫情前的日常生活，國內在今（2023）年也開始鬆綁相關防疫政策。然而，回首前塵，2021年爆發的大規模社區感染，北台灣首當其衝，確診數每天數以萬計；到了2022年4、5月後，本土疫情更是從北到南全面擴散。

面對這樣突如其來的衝擊，位於中部的童綜合，身為法定傳染病應變責任醫院，也在此時配合國家防疫政策，全院即刻上緊發條，針對疫情採取緊急應變措施。

鼓勵醫護施打疫苗

童綜合首先著手的，是確保醫護人員安全。

「我們積極鼓吹醫護同仁施打疫苗，」

童綜合醫療副院長李博仁強調：「接種疫苗不僅是保護自己，也是保護患者。」

然而，在疫情剛入侵國內之際，醫護同仁的施打意願並不高。

李博仁指出，為了鼓勵同仁施打疫苗，2021年5月初，童綜合祭出獎金措施——在一定期限內完成新冠疫苗接種者，給予200元獎金。

獎勵措施奏效，短短五天就吸引三一四人施打，將第三劑疫苗接種率從九．二二％提升至二〇．三％；再加上，5月過後，北部爆發社區感染，更增強疫苗施打的意願。

李博仁攤開數據表示，到了2021年年底，醫院同仁的疫苗三劑接種率已來到八九％，至隔年1月達到九二％。

再之後，2022年3月，北部又發生大規模社區感染，再加上中部地區於4月份開展的宗教遶境活動，以及某位歌手舉辦全國巡迴演唱會造成的群聚現象，全台陸續爆發確診病例……，多重因素推波助瀾，童綜合醫護同仁完成三劑疫苗接種率高達九九％。

不過，還是有些事意外發生了。

讓同仁沒有後顧之憂

當時，一位護理同仁在施打疫苗後，出現急性脊椎神經炎（格林巴利症候群）的後遺症，且病程惡化快速，出現對稱性肌肉無力、感覺異常，肌肉麻痺等症狀，甚至無法正常上班。

要解決這樣的症狀，必須馬上施以靜脈注射免疫球蛋白、類固醇等藥物治療，但整個療程的醫療費用高達二十五萬元。

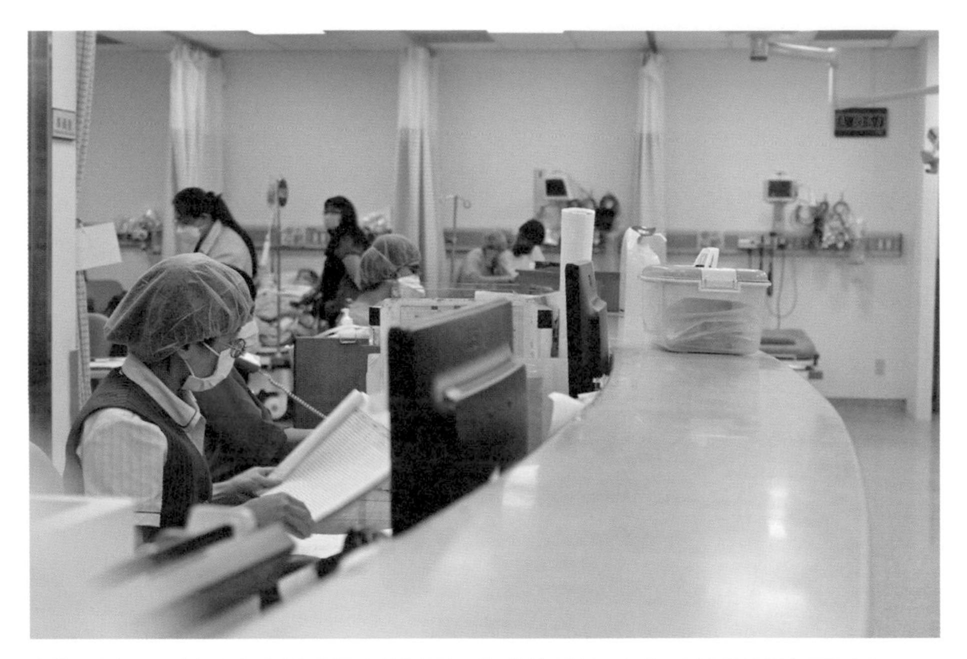

疫情爆發期間，童綜合為了確保醫護人員的安全，鼓勵施打疫苗，完成三劑疫苗接種率高達九九％。

「院方決定自行吸收，」李博仁說，「因為我們希望讓同仁可以安心接受治療，不必擔心高額的醫療費用。」由於緊急處置與治療得宜，現在護理同仁已恢復上班，童綜合也在事後跟健保署申請疫苗接種救濟補償，經過一年後申請通過，獲得核發補償金。

啟動專責病房作業計畫

接著是增設專責病房，分為兩階段進行：

第一階段，從2021年開始，以急性病床數的五%開設專責病房。

第二階段，隨著確診案例增加，到2022年4月，再將比例提升至一〇%，總共八十一床。

第三階段，則是在2022年5、6月之後，確診數持續攀升，開設到二〇%的上限，共有一百四十張病床專門收治新冠肺炎患者。

李博仁回憶，當時為配合政策提高專責病房比例，從兩個病房擴大為四個病房，也就是從八十一個病床倍增到百張以上的病床。這樣的機動應對，不只是數字的變化，更是全體人員不分晝夜的努力，包括：工務單位在一週完成病房的木工隔間，還有總務、資訊單位等互相配合，才能完成專責病房的設立。

另外，專責病房內設立全室緩衝區，以隔間分為紅、黃、綠三區；紅區是照顧染疫病人的區域、黃區是緩衝區、綠區是清潔區，落實分艙分流，三個區域的人員進行造冊並管制進出，禁止跨區。

值得一提的是，為維護病人隱私，以往病房不能裝設攝影監視器，但在疫情期間，為了兼顧病人與醫護同仁健康，童綜合因地制宜，採取不一樣的做法。

「我們盡可能讓他們不必整天穿著防護隔離衣，除了廁所外，每個專責病房房間都有一台攝影監視器，透過畫面可以看到患者的狀況，方便同仁的照護工作，」李博仁說明：「進出專責病房要穿著俗稱兔寶寶裝的防護隔離衣，但穿脫不便，許多同仁乾脆不進食、不喝水，避免跑廁所造成穿穿脫脫的麻煩，結果造成影響同仁生理健康的後遺症。」

此外，為了減少護理人員頻繁進出專責病房、降低染疫風險，童綜合為患者裝設生理監測器的穿戴裝置，利用無線傳輸將每位患者的心跳、血壓等生理數據傳送至護理站，讓病、護雙方都可以安心。

不僅如此，對於負責清潔專責病房的清潔人員，「我們在2020年疫情初起的時候，就特別強化了醫療廢棄物處理、病房清潔等流程訓練，並免費提供他們防護衣，」李博仁談到，這樣可以保護清潔人員，也避免病毒往外傳播，讓防疫工作滴水不漏。

員工健康才能保障病人安全

醫院同仁確診必須隔離，但醫療工作不能中斷。

「那段時間，人力總是不足，只能增加醫護同仁的上班時數，有時甚至必須一連上班十二小時，」負責調度人力的李博仁語重心長地說，讓他感動的是，疫苗注射、成立防疫宿舍、購買清冠一號……，諸多防疫措施難免改變長期以來的作業模式、生活習慣，卻從未聽到同仁抱怨。

「感謝全院員工，醫護同仁、清潔人員乃至警衛，由於大家的配合跟容忍，才能度過這次新冠肺炎的危機，」在疫情降溫的現在，李博仁由衷感恩。

回顧疫情發展歷程，童綜合面臨的挑戰雖不如北部醫院嚴峻，卻仍是審慎以對；而從這次的應變措施，也看見了院方照顧同仁的許多做為，不僅確保員工健康，也讓病人得到良好的照護。

4 手術後不能只是靜養

跑步機、固定式靠背腳踏車、踏步機……，乍看會以為這裡是一座健身房。但事實上，這些設備全都是醫療等級的復健器材，而機台上的使用者，全是正在接受復健治療的病人，旁邊穿著白袍給予使用者指導的，則是童綜合的物理治療師。這裡，是童綜合梧棲院區的心肺復健室。

但，什麼是心肺復健？誰會需要心肺復健？

心肺復健需求廣泛

需要心肺復健的族群相當廣泛，包括：冠狀動脈疾病（心絞痛、心肌缺氧、心肌梗塞）、先天性心臟病、心臟衰竭、心臟瓣膜疾病、類風濕性心臟病、心臟手術、慢性阻塞性肺疾病、氣喘，以及因慢性疾病（尿毒症、骨折、中風）導致心肺功能障礙；近幾年來，還多了不少因新冠肺炎確診後導致呼吸不順的人，需要進行心肺復健。

「光是在童綜合，心臟衰竭的病人約

有八千門診人次，其中，三千人次是拿慢性處方箋，都是需要進行心肺復健的族群，」童綜合復健醫學部部主任李敏輝指出，在人口老化的趨勢下，急性或慢性復健的需求均持續增加。

提升病人生活品質

心肺復健工作分為兩期：

第一期，是在病人出院前便開始進行，避免長期臥床導致肌力及心肺功能下降；即使患者仍在加護病房中，也可透過加護病房活動量表（ICU mobility scale, IMS）分級，設定短期目標，避免因長期臥床導致肌力與心肺功能下降。

第二期，則是針對出院後的門診病人，第一次會透過心肺運動測試，掌握病人最大攝氧量，治療師再據以擬定個別化運動處方。

進行心肺復健時，會由物理治療師及職能治療師依個別病人狀況設計不同活動，例如：靠背式腳踏車、跑步機、踏步機、彈力帶、墊上運動及職能訓練等，幫助病人減少疾病復發的機率，以及改善生活品質。

「都已經有心肺功能障礙了，甚至是心臟衰竭，不是應該安心靜養，怎麼能再做運動？」不少患者會有類似的疑問。

不可諱言，過去醫界的確認為，心臟衰竭患者應該要多靜養，但近年觀念轉變，逐漸有部分人士認為，適度運動才是較好的治療、復健方式。「事實上，國內外有許多臨床實證文獻也支持適度的心肺運動復健，更能提高病人的生活品質、減少短期再住院的風險，」李敏輝

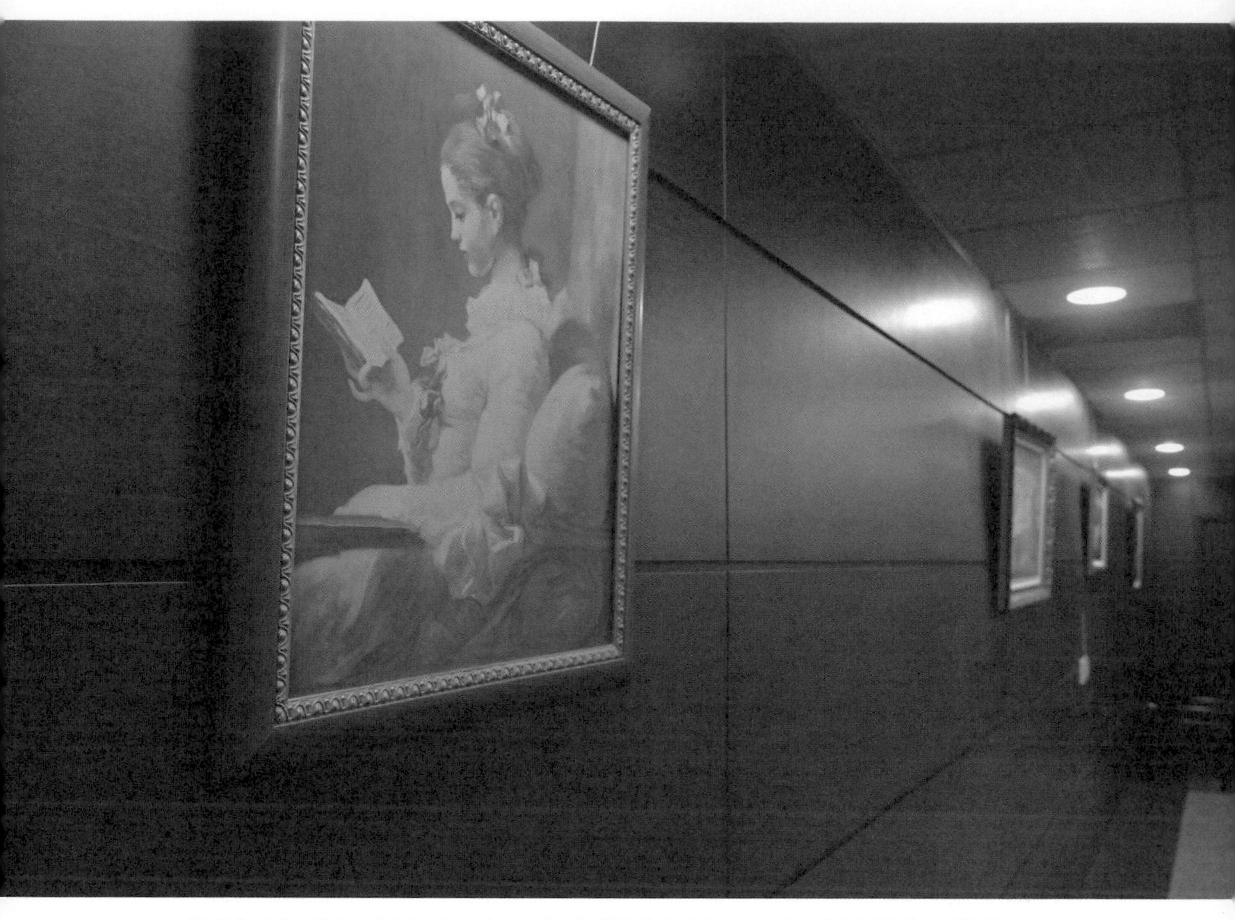

尊榮病房是童綜合用心打造出兼具舒適感與智慧化的病房空間，讓患者在術後能獲得妥善休養。

補充指出。

童綜合復健醫學部心肺復健組組長耿紀峯舉例，有一位八十二歲、腳部動脈阻塞疾病的男性患者，開刀後住院期間，幾次下床站立都需要兩人攙扶，但即使如此，病人還是感覺吃力。

「自覺用力係數量表」是用來評估自身勞累程度，六分代表休息狀態，數字往上增加則是代表愈吃力。第一次回門診時，醫師請他做跑步機訓練，在每小時一．五公里的速度，且沒有坡度的情況下，發現他約走不到三十秒就需要停下坐著休息，第一次復健時的自覺用力係數來到「非常吃力」的十六分至十七分，血壓也非常不穩。

然而，經過三個月的心肺復健，患者便可以在監督下，使用四角枴杖助行器上、下一層樓梯且不用休息，自覺用力係數為十二分（代表有些吃力）；此外在跑步機設定速度每小時三．四公里、坡度三%的情況，自覺用力係數維持在十一分至十三分（十一分代表有些輕鬆）下，可以行走二十分鐘（分別於八分鐘及十六分鐘休息一分鐘）。

看見這樣的趨勢與需求，童綜合復健醫學部設有二位主治醫師、六位專職的心肺復健治療師（二位職能治療師、四位物理治療師），「這個規模，放眼全台灣，都可算是數一數二的，甚至還有住在屏東開完心臟手術的患者，特別跑到童綜合，做心肺復健訓練，」李敏輝自豪地說。

協助兒童早期療育

除了心肺復健，童綜合復健醫學部共設置了八位主治醫師、將近六十位各職類治療師（含物理治療師、職能治療師及語言治療師），李敏輝說，「相較於一般醫院大約只會設置三、四十位治療師，我們的規模相對較大，包含遲緩兒童早期治療也是童綜合復建醫學部的重點，光是語言治療師就有十位。」

依照衛福部社會及家庭署的定義，所謂發展遲緩兒童，是指「在認知發展、生理發展、語言及溝通發展、心理社會發展或生活自理技能等方面，有疑似異常或可預期有發展異常情形，並經衛生主管機關認可之醫院評估確認，發給證明之未滿六歲兒童。」

以往，多數家長不易察覺孩子是否有發展遲緩現象，以致錯過黃金治療期；如今，少子化時代，家長較易注意孩子的發展狀況，也逐漸意識到早療的重要。有鑑於此，童綜合兒童發展中心結合兒童神經醫師、復健科醫師、心身科醫師團隊，提供發展遲緩兒童所需醫療服務，並由職能治療師、物理治療師、語言治療師及臨床心理師給予孩子動作協調性訓練、語言理解表達及心理情緒支持等專業協助。

「目前，童綜合兒童發展中心每月約可服務七、八千人次，且除了專科醫師的專業協助，還有個管師與社工師會協助家長諮詢相關社會福利補助或資源轉介，希望在早療的這段路上，給予每個家庭最大的幫助，」李敏輝補充。

幫勞工盡早返回職場

一個家庭如有早療兒，需要全家的積極配合治療；而如果是家中的經濟支柱倒下，便可能整個家庭陷入困境。

「一位勞工發生職災，就是一整個家庭倒下去，」李敏輝直言，進行職災復健時，職能治療師要先了解勞工工作性質，以判斷如何復健；如最終無法回到原工作崗位，可能還需要心理治療師介入諮商，分析有哪些適合的工作，協助轉介到其他單位，相當耗費時間與人力資源；這也是勞動部推動「職業傷病診治及職災職能復健專責醫院」十餘年，每年砸下三千萬元經費，卻仍鮮少有醫院參與的主因。

然而，童綜合所處位置，周邊設有許多工廠，發生工安意外的機率相對較高。累積多年實際治療經驗與成果，童綜合成立「職災職能復健中心」，並成為勞動部認可的「職災職能復健專責醫院」，過去一年來已服務近六十多位職災勞工，並讓九成的勞工回到職場上。

原本在橡膠工廠擔任機台操作員的林先生，便是其中一例。

正值壯年的他，在一次意外中，左手大拇指根部遭機器壓砸斷指。所幸，手術治療後，傷口復原良好，透過台中市勞工局轉介到童綜合職能復健中心，進行工作能力評估與訓練。

身為機台操作員，工作內容從搬運原料、將原料放置至機台上、控制機台，到取出成品、搬運成品……，對手部握力、指力等要求頗高，但受傷後的林先生已無法勝任。於是，童綜合為他安排了為期八週、每週三次的工作強化訓練，加強他的工作肌力與控制能力。

一開始，林先生右手的握力可達二十六公斤，左手卻僅剩五公斤，指力部分也是如此，右手七．五公斤、左手只有一．五公斤；然而，經過兩週工作強化訓練後，他的左手握力提升至八公斤、指力提升至二公斤。八週後，便可做到雙手搬運二十公斤的物品，也能順利拿取機台上的成品。

另外的案例則是一位五十歲出頭的女性勞工，擔任倉庫行政管理工作，每天騎機車在不同廠房的倉庫開關門。不料，在一次往返倉庫間的途中發生車禍，送醫處理外傷後，進行肩膀、手肘的復健工作。由於擔心騎車往返倉庫發生意外，公司調整她的工作為在固定廠房傳送公文等行政工作，但每天仍必須在倉庫間走動，因此誘發腰傷。

童綜合復健醫學部職能治療師江嘉惠提到，這位勞工車禍當下未做全面身體檢查，只處理外傷，當時應該有傷到腰部，導致調整工作內容後誘發腰部內傷，卻被公司誤以為是「詐病」，主管懷疑為何常請假看醫生，遭受職場霸凌，甚至必須到身心科看診。等她輾轉到童綜合職能復健中心求診，已經有憂鬱現象，中心決定先由心理諮商師介入，待患者狀況好轉，再進行下肢行走耐力復健等生理介入治療。終於，經過身心介入治療，患者得以重返職場。

找回昔日生活品質

「研究顯示，延遲復工會讓重返職場的難度愈來愈高，這也正是童綜合職能復健中心成立的意義，希望協助受傷勞工盡速返回工作崗位，或是即使無法回到原工作，也能回歸社會，從事生產性工作，恢復昔日生活品質，」李敏輝語重心長地說。

復健醫學因為耗時又花費人力，以往常被忽略，隨著人口高齡化，慢性病增加，復健醫學扮演愈來愈重要的角色，再加上科技輔助，復健醫學已成為一種趨勢。

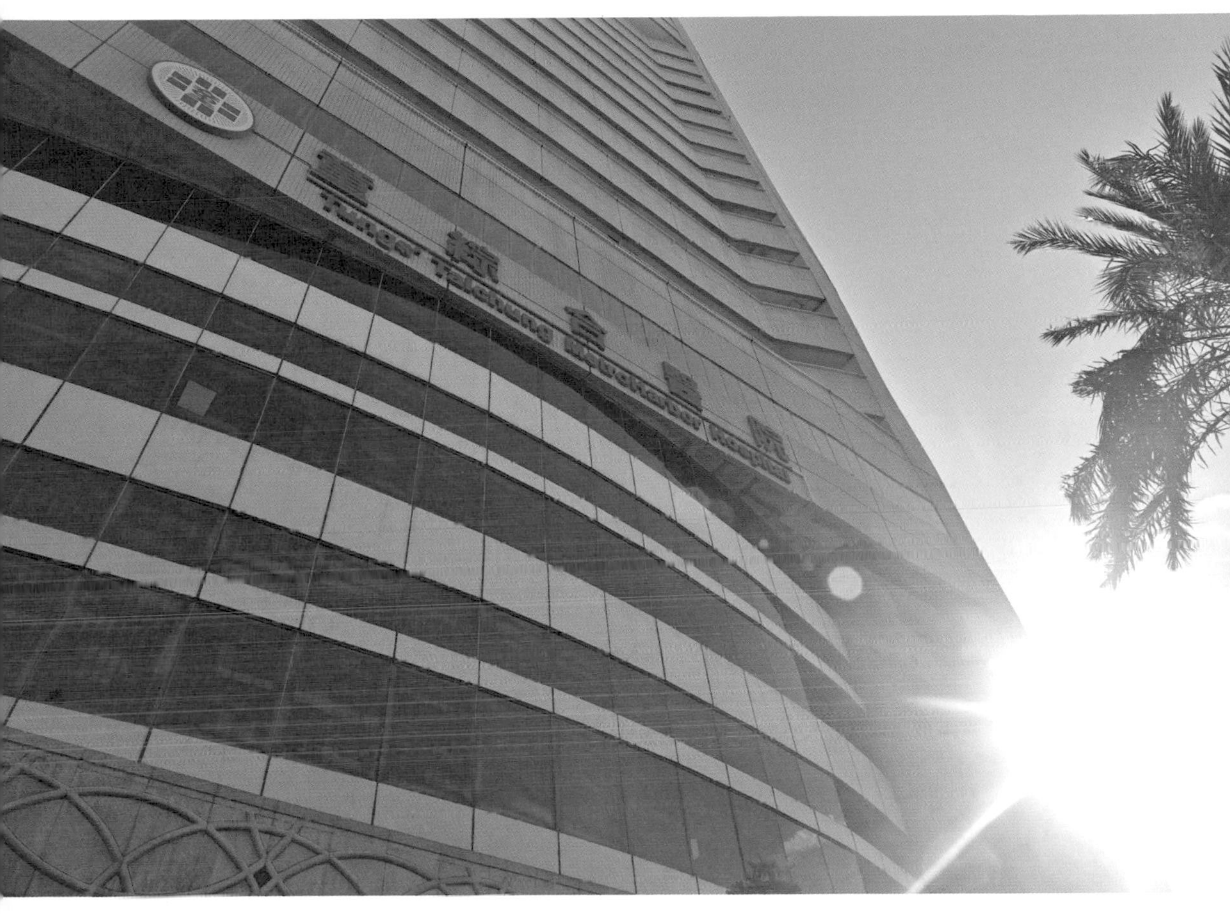

一位勞工發生職災，可能牽動一整個家陷入困境。有鑑於此，童綜合的職災復健便相當重視如何協助勞工盡早返回職場，找回生命的曙光。

5 看見生命的不同樣貌

「阿媽，今天情況還好嗎？」護理師親切問候七十八歲的王月水（化名）。

2005年時，王月水確診罹患乳癌，但她一直保持愉悅的心情渡過每一天，積極樂觀地接受手術與放化療。就這樣，持續了十年。

2015年的某一天，王月水無意間拿到器官捐贈的宣傳單，莫名打動了她，於是主動簽署器官捐贈卡，還特別叮囑子女，等到她離世那天，務必要遵照她的遺願，把能用的器官捐贈出去。

王月水的提醒，並非毫無緣由。

事實上，台灣人往往視死亡議題為大忌，再加上保留「全屍」的傳統觀念，導致不少人即使簽署了器捐同意書，也不敢與家人公開談論。影響所及，有時在醫療端，考量家屬感受，最終也未必能順利執行器捐。

沒想到，三年後，一語成讖。

2018年5月11日，王月水因身體不適，由家屬送至童綜合急診，隨後入住加護病房。當時，她已經陷入昏迷，情況相當不樂觀。女兒強忍悲痛，遵循母親遺願，主動告知醫師，母親曾簽署器捐卡。

經過醫院器官移植協調師（簡稱協調師）說明醫療檢查和眼角膜摘取過程，再取得王月水丈夫及其他家人同意，並簽署器捐同意書，再會診眼科醫師評估，確認角膜狀況良好，便由加護病房護理人員協助，敷上眼藥膏保護角膜。五天後，王月水辭世，協調師便啟動捐贈流程，開啟一段無私大愛的義舉，與爭分奪秒的旅程。

與死神競速的時間賽

「器官摘取與移植有時效性，」童綜合協調師洪翊慈說明，若家屬同意捐贈，在首次腦死判定後，協調師就要開始為器捐進行協調與準備工作，將捐贈者的各項檢驗資料上傳到器官捐贈移植登錄中心，依登錄系統產生「配對排序名單」，再依序通知受贈醫院或病人，進行器官分配及轉介。

然而，有時配對到的患者未必適合移植，例如：等候者病況不佳、有感染風險不適合手術、因為經濟或心理因素未準備好接受移植……，各式各樣的狀況，執行器官分配時，就需要不斷循序通知其他醫院，以免浪費難得完成捐贈的器官。

偏偏，這一切還可能隨時歸零。典型的例子之一，就是原本答應器捐的家屬，因為捨不得或旁人耳語影響，突然打消器捐的想法……

「如果家屬臨時打退堂鼓，我們也只能停止，」洪翊慈說。

不可諱言，「家人處在生死交關之際，其實很難向病人家屬開口要求器官捐贈，」童綜合社工室課長李慧珊談到，當有合適的器捐案例出現，社工師還是要以關懷家屬情緒優先，並以會談方式蒐集家屬對病情的了解程度及想法、家庭支持系統等資訊，經過專業評估後，再決定依照家屬當下的情緒，判斷是否適合進行勸募。

2018年5月16日上午，王月水捐出的兩枚眼角膜，經器官捐贈移植登錄中心配對後，確定兩枚眼角膜都送至彰化基督教醫院進行移植，嘉惠兩位受贈者。而完成捐贈手術後，時任童綜合內科加護病房主任劉家珊帶著全體醫護人員、協調師、社工師，向家屬說明手術過程順利，全體人員深深一鞠躬，感謝王月水遺愛人間。

在這個例子中，對王月水與家人乃至受贈者而言，可以說是一段幸運的相逢。但，這樣的幸運，並不總是發生。

1987年，台灣通過了《人體器官移植條例》、腦死判定準則立法，是亞洲第一個有器官移植與腦死法律的國家。然而，三十多年來，台灣器捐比率雖在亞洲國家僅次於南韓，但相較於歐美國家仍偏低，只有約百萬分之四至五。

根據器官捐贈移植登錄及病人自主推廣中心統計，目前全台約有一萬多人在等待器官移植，但每年的捐贈者只有三、四百位，結果便是每年有近千人因為苦等不到器官移植而抱憾離世。

法規起步不算晚，為何始終難以推動？不少民眾對於「腦死」的認知，與醫界相去甚遠，讓器捐在台灣落實不易。

「明明還有呼吸、心跳，怎麼可以當他已經死了呢？」偶爾可見病人家屬這樣吶喊。

一般人往往以為，病人還有心跳與呼吸，就是「活著」，但在醫學上，對於「死亡」的認定是以「腦幹死亡」為準。

洪翊慈指出，腦幹是掌管呼吸、心跳、血壓的生命中樞，若是因為疾病或外傷等因素導致壞死或衰竭，即使經過醫療與照護也無法恢復原有功能，醫學上就會認定患者腦死即為死亡——儘管，以目前的醫學能力，腦死患者仍可藉由呼吸器與藥物來維持呼吸與心跳等生理功能，但即使如此，還是可能在一、兩週內，就因血壓逐漸下降、器官衰竭，最後心跳停止而死亡。

「醫學上對於腦死的判定十分嚴謹，必須要有兩位具腦死判定資格的專科醫師共同判定才能成立，」她補充談到，醫師會對患者進行腦幹反射試驗與無自行呼吸試驗，即使當下確認腦幹已無功能，仍必須在四個小時之後，進行第二次判定，才能判斷患者已經死亡，可以捐贈器官及組織。

「器捐的流程，其實與一般開刀沒什麼兩樣，待麻醉師施打麻藥後，從心、肺、肝、胰臟、腎等器官與組織依序摘取，到手術完成，整個流程約七至十小時，」童綜合社工師范森渟說明，器官摘取完成後，醫師會為捐贈者以皮下縫合進行傷口處置，盡其所能維護美觀，讓大體儀容如同安詳熟睡般。

此時，移植團隊會再次向捐贈者鞠躬致意，之後由護理人員接手，為捐贈者完成遺體護理，最後換上家屬帶來的病人生前衣物，就像治療完畢出院回家一般。

緩步前行，終見曙光

值得欣慰的是，台灣器官捐贈與移植的腳步，儘管緩慢，卻已在持續前行。

「目前童綜合移植外科編列兩位協調師，分別負責器官捐贈與移植協調等業務，社工師則負責器官勸募，」童綜合協調師吳沛慈表示，「從2004年到2021年，我們已經完成六十二例器官勸募案例。」

「童綜合自2004年完成首例腎臟與肝臟移植後，到2021年，已完成三十三件屍肝移植、九十一例屍腎移植，」洪翊慈補充說明。

甚至，器官移植的範疇，也在持續擴大。

隨著《人體器官移植條例》修正案實施，放寬活體器官捐贈條件，五親等以內的血親或配偶等姻親，都可以捐贈器官。

「2015年，童綜合進行首例活肝與活腎移植後，到2021年年底共完成活肝三十六件、活腎五件移植案，2018年更完成中部首例區域教學醫院血型不相容的活體肝臟移植，」洪翊慈自豪地說：「這是整個團隊共同寫下的紀錄。」

不僅如此，童綜合醫療副院長鄭伯智談到：「累積多年的腎臟與肝臟移植經驗和技術，我們的心臟移植外科團隊，能為末期心衰竭患者進行各項治療手術，在2022年取得心臟外科住院醫師訓練資格，並且通過衛福部與健保局的心臟移植執行審核，預計2023年可完成首例心臟移植，讓童綜合在器官移植領域再向前跨進一大步。」

陪伴家屬面對悲傷

啟動器捐後的過程，在浩瀚人生中，成千上萬個日子裡，只占了不到半天時間，但對家屬而言，從病人發生意外，到進加護病房、宣判腦死……，即使懷抱大愛，從準備放手到完成器官摘取，無一不是身心倍感煎熬的時刻。

「這也是社工師存在的意義之一，我們會陪伴家屬面對即將失去家人的悲傷，舒緩家屬的不安情緒，」范森渟說明。

為感謝捐贈者與家屬的無私奉獻，「每年年末，我們都會邀請捐贈者家屬、受贈者、受贈者家屬共同出席『器官捐贈移植感恩音樂會』，」童綜合社工師吳雅慈說。

在音樂會中，捐贈者家屬與受贈者共聚一堂，藉由受贈者分享重生的喜悅，讓捐贈者家屬能再次共同感受生命的價值與意義。

吳雅慈回憶，曾有一位捐贈者的媽媽，因為她請孩子幫忙出門買東西，孩子在途中不幸發生嚴重車禍腦死，媽媽一直處於自責與愧疚不已的悲傷狀態；在主治醫師與社工關懷下，這位傷心的母親雖然簽下器捐同意書，卻始終無法停止自責。事過一年後，童綜合邀請那位媽媽參加音樂會，過程中聽到器官受贈者與受贈者家屬分享器官移植展開新生命的感謝與喜悅，忍不住感動大哭。

沒人知道器捐對象是誰，但是在那樣的氛圍裡，捐贈者家屬可以感受到家人的器官幫助了許多生命與家庭，用另一種型態繼續存活在這個世界。感恩音樂會過後，捐贈者家屬終於能夠走出傷痛。

「對於即將承受喪親之痛的家屬而言，在簽署器捐同意書的當下是很艱難的，」吳雅慈說，「但也正因為有這些家屬無私的大愛，才能延續許多人的生命。」醫療能力有其局限，人的生命總會走到終點。面對無常，在化作千風之前，透過器官捐贈，讓隕落的生命以不同的形式延續，也看見生命的不同風貌。

第四部

以科技力強化醫療力

數位化與科技化帶動新一波醫療革命，
5G、AI、大數據等跨領域技術的應用趨勢，
正趨動著醫療產業轉型升級，
啟動人類健康的新未來。

1 複合式手術室讓醫療更精準

手術室，外科醫師拯救生命的第一戰場。

從外科起家的童綜合，共十個外科專科，規模與醫學中心不相上下；再加上，童綜合收治的病人中，有不少是亟需及時開刀的急重症患者，因此院內設有二十四間手術室，與台中榮民總醫院設有二十八間手術室相當。

然而，要保障病人安全，醫療院所不能只是比拚數量。隨著醫學影像科技進步，精準醫療與微創手術成為主流，將斷層掃描、血管攝影等頂尖設備集結一室的複合式手術室應運而生，也讓童綜合急重症治療邁向新的里程碑。

即時定位，多科並進

所謂複合式手術室，簡言之，就是讓影像檢查和外科手術治療得以同時、同地進行的新型態手術室。但，為什麼需要這樣的環境？

童綜合醫療副院長鄭伯智指出，傳統心臟手術多半必須在心導管室或放射科的血管攝影室進行，可能使用到導管、支架、氣球、研磨鑽頭、血塊溶解藥、抽吸器等器具；如果病人身體較衰弱，還需要有全身麻醉與心臟循環監控系統支援。然而，這段過程，對患者來說，卻可能是一段「冒險之旅」。

一般來說，手術中若需要做血管攝影或X光檢查，就必須將患者送出手術室，然而，「患者只要離開手術室，就有感染的風險，」童綜合外科部主任童詠偉補充提到，為了讓手術順利進行，患者勢必要接受多項檢查，但「以往患者必須配合儀器設備所在位置，在手術房與儀器之間往來移動。」

這樣的現實，是否有改變的可能？醫界想問，病人與家屬同樣想知道。

提供安全、先進的治療環境

「複合式手術室可以做到，」童詠偉說，在手術過程中，隨時可以透過高階儀器設備，取得精確的影像、精準定位病灶位置，幫助外科醫師在沒有干擾的情況下完成經導管主動脈瓣膜植入術（TAVI）等高難度手術，並且可以在手術室內同時進行多科治療，「這才是真正的以病人為中心的治療模式。」

不過，要打造這樣的環境，並非易事。

複合式手術室的造價高昂，光是一間就至少耗資上億元，「這是醫學中心等級的設備，投資高、不易回收，一般區域醫院往往難以負荷，」童詠偉說，「但是，童敏哲總院長為了讓病人能有更好的醫療品

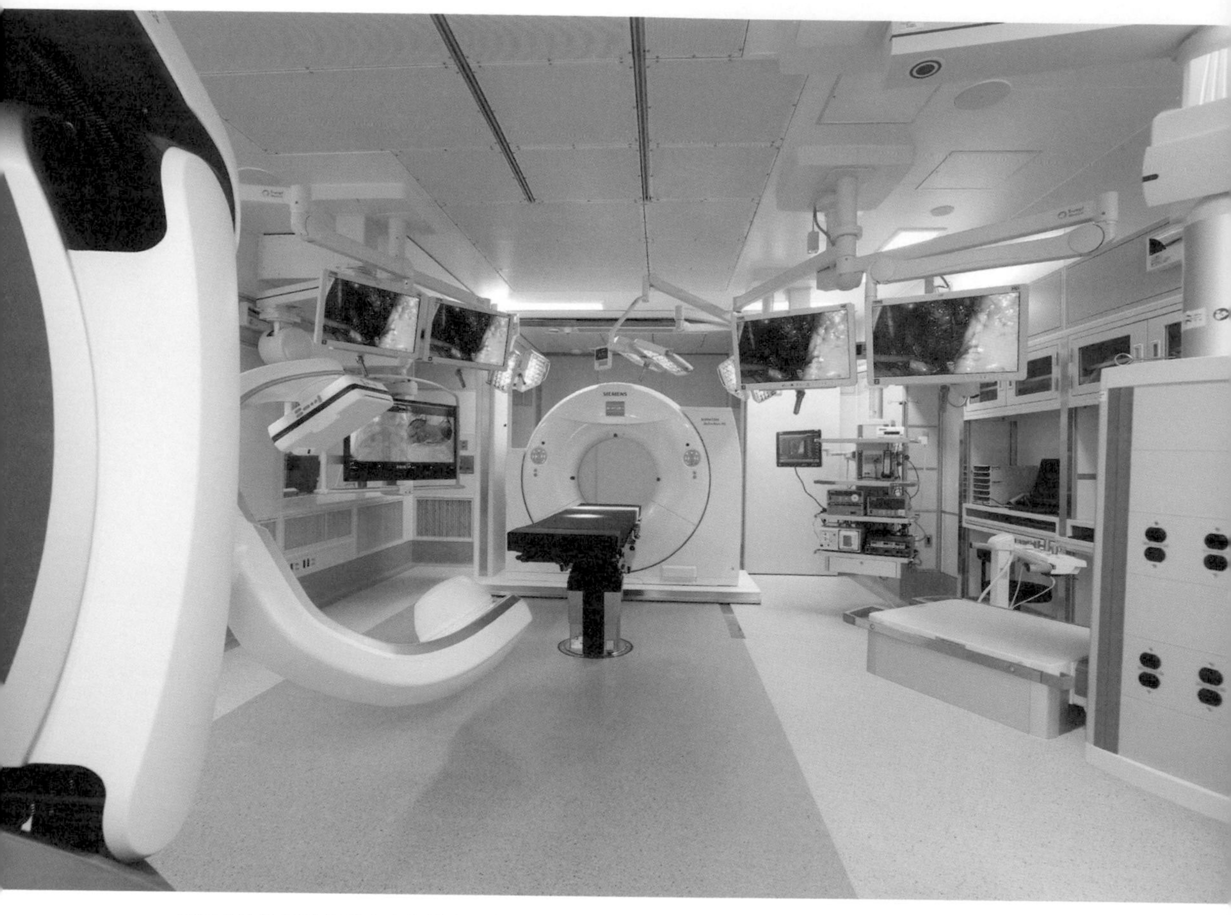

童綜合的外科與急重症患者較多，複合式手術室能結合達文西機器手臂，讓有需要的病人可以在最安全、先進的環境中接受治療。

質，毅然投入建置複合式手術室。」

童綜合這樣一個沒有財團奧援的私人醫院，怎麼敢如此不計成本投入？

縱使真的有需求，以童綜合的規模，要花費多少時間才能回收？

若干醫學中心不約而同提出諸如此類的疑問。

「童綜合的外科與急重症患者較多，複合式手術室能結合達文西機器手臂，讓有需要的病人可以在最安全、先進的環境中接受治療，董事會就是基於這樣的考量，才決定我們必須要做，」童詠偉解釋。

現實考量的應變之道

不過，儘管複合式手術室對醫、病雙方都有許多優點，但建置成本相對高昂，卻也是難以逃避的現實挑戰。

建置一間複合式手術室，等同要將電腦斷層、多軸式血管攝影系統等儀器設備全部搬進手術室中，也就是這些「高貴」的儀器悉數成為專用設備，若從周轉率考量，遠不如把這些設備放在一般放射科，往往全天候都有病人使用。

有鑑於此，童綜合採取變通的做法——一般手術若需要用到複合式手術室，病人必須支付使用複合式手術室造影系統處理費，但若是重大外傷病人或需要緊急開刀的重症病人，則毋須支付這筆費用。

這樣做有比較符合成本效益嗎？

其實，「我們只是為了避免複合式手術室遭到濫用，才從『使用者付費』的思維來設計這樣的制度；如果真的要計算投資報酬率，無論如何都難以回收，但院方還是堅持投入，是因為我們希望患者能得到最優質的治療與照護，」童詠偉鄭重強調。

縮短手術時間

2018年，童綜合的複合式手術室正式啟用。造價如此高昂的場域，在臨床上可以帶來什麼樣的幫助？

經常需要處理複雜創傷病人的外科醫生，格外能立即感受到它的便利性。相較於傳統手術室，童詠偉說：「複合式手術室的影像儀器設備適合用在不易定位的組織與部位，像是複雜性重度外傷患者，或是手術風險相對較高，需要精準定位的腦部與脊椎手術，如：神經外科、胸腔外科、心臟外科、骨科與器官移植等。」

此外，透過這些高階影像儀器設備，為病人量身定做不同的掃描參數，也能讓治療更精準，減少手術時間並降低併發症的發生率。

「若是在傳統手術室進行胸腔腫瘤定位切除手術，需要耗費病人在電腦斷層室與開刀房之間移動的時間；相對，在複合式手術室，可以減少無謂的移動、縮減手術時間，有助降低病人及醫師的體力消耗，手術成功率隨之提升不少，」童詠偉說。

不僅如此，童詠偉談到，以往重大胸腹部傷患要進行緊急手術時，醫師劃開患者的胸腹部，大量血液噴出，醫師必須塞紗布止血，但血液與紗布會遮住視野，醫師必須一邊開刀、一邊摸索找到出血點並設法止血，難免影響手術進行。

「若患者身上有很多出血點，要先開刀？還是先止血？醫師當下的判斷就很重要，」童詠偉指出，有時在出血不止的情況下，醫師只能先將病人胸腹部粗略縫合，貼上膠帶、蓋上紗布後推出手術房，進行血管攝影做血管內栓塞修補，止血後再送回手術室進行後續治療。

然而，「胸腔手術無法如此做，必須把病人送到血管攝影室進行血管栓塞手術，於是又回到可能感染的老問題，而這時就可以看見複合式手術室的好處——醫師為患者治療時，可以同時做血管攝影進行定位栓塞，」童詠偉說。

協助醫師做出最佳處置

複合式手術室除了適用於心臟外科血管手術，對於神經外科治療腦血管病變、急診外傷、創傷與急重症手術，同樣助益很大；尤其，胸腔外科診治肺癌時，更能協助醫師快速定位，找出病灶的正確位置。

童詠偉說：「進行早期細小肺癌手術時，就像在棉被裡面放一塊菜瓜布，醫生要用手去感知菜瓜布在哪裡，本就已經不容易；再加上，現在都是利用胸腔鏡進行微創手術，醫師更難感受患者病灶位置，且『肺』這種軟組織定位不易，會隨著呼吸脹大與扁塌，病灶深淺隨之改變，術前定位往往很容易跑掉。

「一旦發生偏差，有時兩、三個小時還不一定能找到正確位置，只能將患者推出手術室，重新攝影與定位。過去許多資深醫師憑藉經驗，就原先的定位做大範圍的切除，但這種做法對醫師與患者都是很大的風險。」

近年來，透過低劑量電腦斷層進行肺癌篩檢，讓許多肺部惡性結節能及早發現，但要用胸腔鏡來確認這些微小病灶並進行肺部手術，還是相當困難。

「以往會在術前將肺部表面以染劑定位，再置入深部定位標示，才能確保圈出足夠的切除範圍，但有時不免發生定位針脫落或染劑消失等問題，此時又必須重新定位，患者就得不斷往返手術室與電腦斷層室，」童詠偉說明肺部結節處置的困難。

利用複合式手術室內的智慧電腦斷層掃描儀、擴增透視導引系統定位，就可以解決這類問題。

「醫師進行單孔胸腔鏡微創手術時，這些目標器官、病灶和血管部位都可由原本2D平面的影像變成3D立體顯示，尤其是對於滿布重要神經與血管的部位，高階影像設備系統可放大數十倍，讓醫師看到清晰的影像而精準切除，避免傷到重要血管與神經，還可在手術後再次確認是否切除乾淨，幫醫師做出最好的判斷與治療處置，」童詠偉說。

保護周邊組織

除了有助手術順利進行，複合式手術室還有助「提升保護力」。

童詠偉以食道癌為例指出，切除病灶時，食道附近的周邊組織也必須切除，此時可透過血管攝影，預先在鄰近的主動脈或大血管放置支架，以免切除或剝離組織時，傷到血管而發生大出血的嚴重狀況。

另一個例子，是在複合式手術室進行頸部腫瘤手術。

童綜合頭頸部整合醫學中心副院長蔡青劭指出，頸部是人體的重要部位，此處神經血管豐富，如：頸叢顱神經和頸動脈等，一旦手術

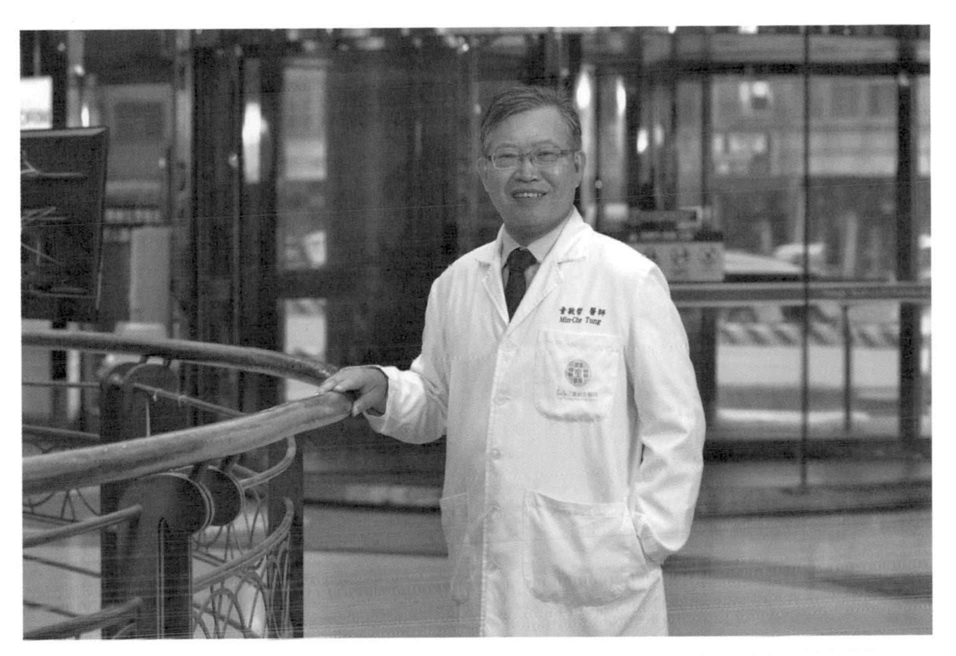

複合式手術室的造價成本高，但是童綜合總院長童敏哲仍投入建置，以提供病人更良好的醫療品質。

稍有不慎，便可能傷及重要神經與血管，造成難以挽回的損害。

有鑑於此，童綜合的耳鼻喉科與心臟外科聯手，利用複合式手術室定位，在頸動脈置放支架，確保頸部動脈在完整保護下執行頸部腫瘤手術。這項成果，發表在歐洲知名醫學期刊《口腔腫瘤學》（*Oral Oncology*），而這也是在複合式手術室進行頸部腫瘤手術的論文首度發表在國際醫學期刊上。

事實上，複合式手術室「一站式」手術處置，除了可以節省手術時間，還有助降低術中失血量、中風及感染的風險，是創傷急重症救治時，止血救命的強大武器。

減輕患者痛苦

童詠偉分享他在複合式手術室開刀的經驗：

「曾有位患者阿生（化名）從工廠高處掉落，一根鐵棍穿透人體，斜插過胸腔，送來時心跳、血壓雖然穩定，但若要抽出鐵棍，一不小心可能傷到胸腔內的動脈等血管而大失血，導致患者死亡。」

「如果是在一般手術室治療，必須先把病人送到電腦斷層室掃描，確認是否還有其他器官受傷等細節。然而，身懷如此龐大異物，移動本就困難，若醫師需要多次確認患者狀況，可能需要往返電腦斷層室和手術室數次，讓患者病苦加劇。」

「還好，現在我們有了複合式手術室，靠著軸式機械手臂及滑軌式電腦斷層掃描儀，可以先為病人麻醉再進行掃描與手術，醫師便可在減少患者疼痛的情況下，隨時取得手術所需的精準影像，以傷害最小的方式取出鐵棍，病人在術後也能以最快時間復原，重返職場。」

朝微創無痕手術邁進

過去二十年來，外科手術隨著科技進展，從傳統的大傷口手術發展至微創手術、借助達文西機械手臂執行手術，成為傳統手術與內視鏡手術外的另一種選擇。

放眼未來，童詠偉認為，「童綜合外科的定位，將以發展精準醫療、微創手術及增強達文西手術等相關應用為主，並結合複合式手術室提高精準度，讓病人從麻醉到定位、血管攝影等工作都能在手術室內完成，讓患者在安全的狀態下完成手術需要的所有工作，為患者保留更多細微結構，減少手術後的復原時間。」

更重要的是，他強調：「這樣的一站式手術場域，不僅翻轉了傳統治療模式，也唯有透過這樣的設計，才能真正達到微創無痕手術的目標，同時也落實了我們『以病人為中心』的立院初衷。」

2 達文西手術減輕患者身體負擔

2020年一場突如其來的疫情席捲全球，打亂了世界運作的秩序。除了疫情本身的危害，也連帶波及諸多產業與個人健康。

這兩年，口罩成為人們日常生活的必需品，口罩廠華新醫材集團便是口罩國家隊主力之一。

沒想到，董事長鄭永柱突然出現排尿不順與頻尿症狀，只是眾人正力拚口罩生產，難免無心他顧；直到腹部疼痛難忍，不得不就醫檢查才發現，原來他有腹股溝疝氣，PSA指數也超標，有罹癌的風險。

「當時他擔心傳統攝護腺手術傷口大，動輒需要住院一星期以上，很可能影響口罩生產進度，遲遲不願接受開刀治療，」童綜合研發創新中心院長歐宴泉說，「所以，我建議他，可以做『微創』，利用達文西機械手臂系統（簡稱達文西手臂）切除攝護腺，避免癌細胞增生。」

達文西手術因傷口小，鄭永柱術後恢復情況良好，隔日就能下床，三天後便出院返家休養。

受惠於達文西手術的患者，鄭永柱並非唯一，適用項目也不僅局限在泌尿科。童綜合外科部副主任陳國棟罹患左心室心肌肥厚症，併發二尖瓣閉鎖不全症，也是經由達文西手術，快速復原。

醫者不自醫

「他出現嚴重的胸痛、胸悶，走幾步路就喘到走不動，經常得停下來稍作休息才能繼續走路，背部更是疼痛異常，」童綜合醫療副院長鄭伯智說：「這是典型的心臟衰竭症狀。」

陳國棟不是沒有察覺到自己身體的不舒服，只是工作繁忙，加上過去的認知，總感覺心臟手術不確定性風險太高，所以一直拒絕接受手術治療。

「病情嚴重時，連例行查房工作都很困難，走到一半就氣喘吁吁，胸悶不止，」陳國棟回憶。

還好，他的問題沒有拖延太久。2021年4月，童綜合聘請達文西微創心臟手術專家鄭伯智擔任副院長，陳國棟才終於有勇氣走入診間，開口請鄭伯智為他治療。

外科醫生天天在幫病人開刀，竟然會怕被開刀？

鄭伯智說：「醫生也是人，碰到這種攸關自己身體器官與生命安全的大事，總是會猶豫不決。」

他回想當時的狀況：「陳國棟像是鬆了一口氣，開口就說：『我終於等到你了！』」不過，正式開刀前，陳國棟還是有些緊張，於是便問鄭伯智：「可不可以讓我也進手術房，看看別人的達文西手術是如何進行的？」

鄭伯智笑著同意了，而陳國棟看完鄭伯智的手術過程，終於放下心中大石，安心走進手術室，讓鄭伯智為他進行左心室通道重建和僧帽瓣整形手術。

2021年七月底，陳國棟接受心臟手術後，出院不到一週，就重新回到工作崗位，還能替自己的病人開刀治療。

當微創手術成為顯學

無論是鄭永柱或陳國棟，都只是童綜合利用達文西手臂進行微創手術的諸多案例之一。事實上，標榜傷口小、復原快的微創手術，已成為目前外科手術的顯學，又以腹腔鏡、達文西手臂等為主流。

尤其，「達文西手臂結合了人工智慧技術，透過電腦微調，外科醫師可以進行更細微的動作控制，消除執刀者不必要的手部顫抖狀況，以便進行複雜度、精準度與靈活度更高的手術，」歐宴泉表示，「現在，除了骨頭與腦部，全身的軟組織都可以運用這項技術來治療。」

歐宴泉以好發在中老年男性的攝護腺癌手術為例指出，攝護腺被包覆在骨盆腔深處，一旦失誤，便可能造成患者失禁與性功能障礙的後遺症。

然而，傳統手術的做法，是醫師必須將一雙手伸進骨盆腔內，視野受到遮蔽，往往只能靠觸覺動手術；即使後來有了腹腔鏡，也只能看見2D平面影像，無法區分手術位置深淺，乃至於再之後又有了3D

腹腔鏡，器械操作仍無法像機械手臂那樣輕巧靈活。

歐宴泉說：「直到有了達文西手臂，可以將病灶立體化，並且能夠模擬人手，做出扭轉彎曲的動作，例如：持針器旋轉時，可以達到五百四十度；相對來說，操作腹腔鏡時，就像用手拿著一隻長筷子，只能直線動作。

「醫生操作腹腔鏡時，動作不符合人體工學，過去經常歪著頭為患者做手術，等到手術完成，看門診時脖子還無法伸直，不像現在可以坐著操作機械手臂，體力消耗也減少許多。」

當然，最重要的還是能造福病人。

「傳統的攝護腺癌手術，必須從患者的肚臍到恥骨，切出約十至十五公分長的傷口，出血量通常在五百西西以上，對病人身體造成很大的負擔；現在，利用達文西手臂，只需要開四至六個〇．五到一公分的傷口，就可以針對患部精準切除、修復和縫合，出血量往往只有五十西西，更能夠保留重要的神經、血管和器官，減少術後併發症發生的機率，」歐宴泉忍不住感嘆：「這是對病人與醫師都有益的設備。」

讓患者不再苦苦等候

目前全球約有五千套達文西手臂，每年執行超過一百萬例手術。但不可諱言，這套設備造價相對高昂，至少是上億元起跳，每年的維護成本也要五、六百萬元，不僅初期投資高，回收也不容易。

然而，「童綜合在2013年就引進了第三代達文西手臂，並且在

2017年年初就達成一千例手術實績，同年又再斥資購買第四代達文西手臂，成為中部地區最早啟用新一代機型的醫院，」歐宴泉說，「至今童綜合已利用達文西手臂完成超過四千例手術。」

不僅如此，為了避免出現設備斷層，童綜合提早在使用期限屆滿的前一年，2021年4月，便汰舊換新，再購入一台第四代達文西手臂。

「目前全台灣的醫院共有四十五台達文西手臂，童綜合就占了二台，可說是中部醫院間的翹楚，」歐宴泉自豪地說：「這樣的配置，即使每天執行五台手術，也能準時在傍晚左右完成，病人不必再因為一機難求而排隊苦苦等候。」

鼓勵醫師上課學習

事實上，歐宴泉可以說是全台灣使用達文西手臂進行泌尿外科手術最多的醫師，從2005年12月執行第一例手術開始，僅他個人便累積三三〇〇個案例，每台手術所需要耗費的時間，也從一開始的十小時，逐漸降低至平均二小時便可完成，每天能夠做的手術量也從二至三例增加到五例。

但是，一位醫師的時間、精力有限，不可能滿足眾多的病人需求。傳承，變成一件相當重要的事。

為了讓相關科別醫師都能學會操作達文西手臂，童綜合將醫師送到有開設課程的韓國跟香港培訓，所有相關醫師，如：外科、耳鼻喉科與婦產科等，都一定要學習如何操作達文西手臂；隨著科技發展，為了增加臨場感，從2018年開始，童綜合還透過直播方式，進行達文

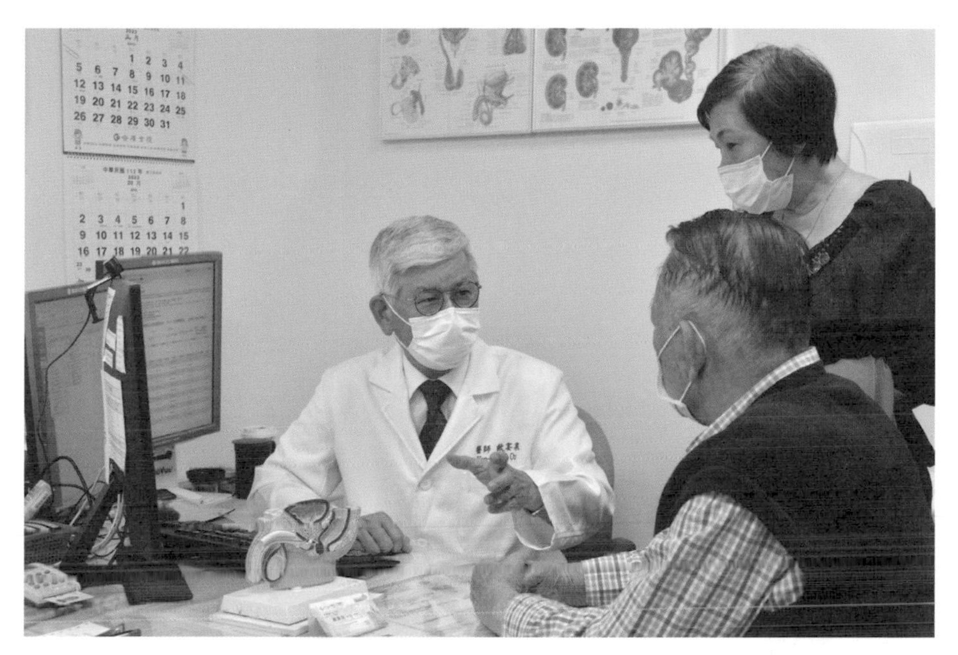

童綜合研發創新中心院長歐宴泉（左）指出，達义西手臂有助保留重要的神經、血管和器官，降低出現術後併發症的機率，是對病人與醫師都有益的設備。

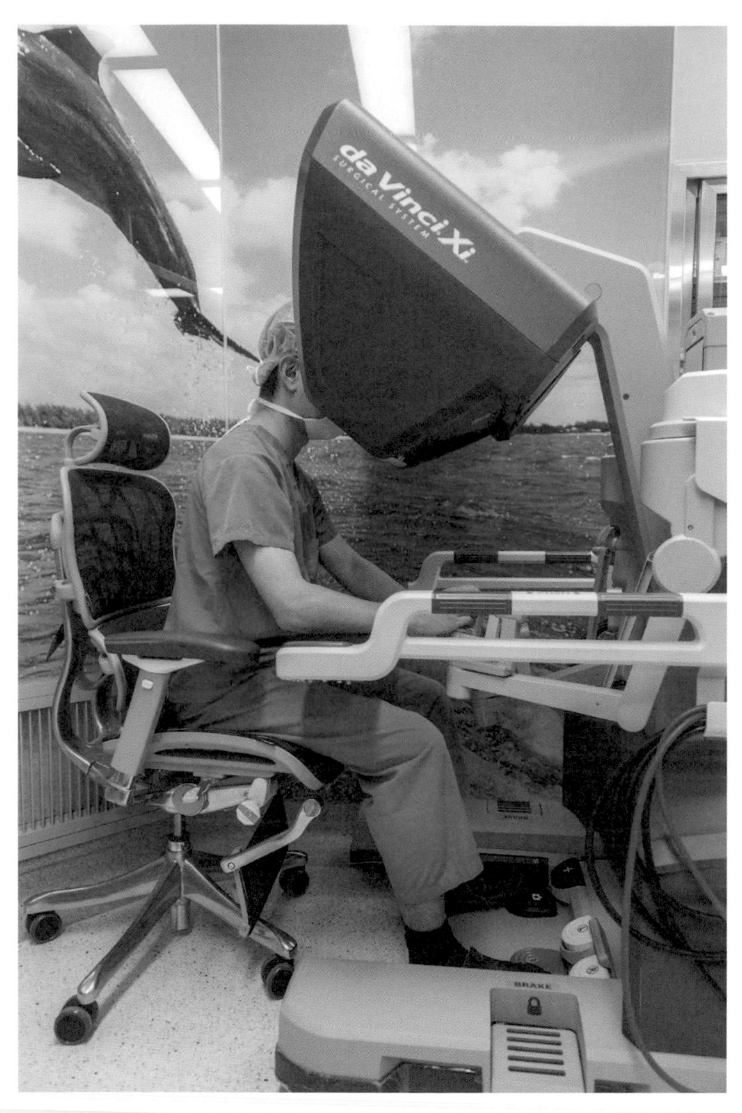

達文西手臂結合人工智慧技術，外科醫師可以進行更細微的動作控制，目前除了骨頭與腦部，全身的軟組織都可以運用這項技術。

西手術教學示範。

歐宴泉說：「達文西手術不僅能夠解決過去腹腔鏡手術的困難，同時也提供病人更好、更精細的治療結果，是醫學領域的一大進步，更是病人的一大福音。」

給高齡與高危病人選擇的機會

除了泌尿外科，達文西手術的應用愈來愈廣，心臟外科便是其中一例。

心臟手術執行至今已近七十年，傳統的做法是鋸開胸骨、露出心臟，讓心臟外科醫師能有較清楚的視野，可以迅速完成手術，避免留下後遺症。

然而，「大傷口的心臟手術，除外觀不佳，胸骨鋸開後的病人復原緩慢，伴隨而來的還有呼吸不順、復健疼痛，往往令患者望而生畏，延誤最佳治療時機，」鄭伯智感慨。

還好，科技進步，現在患者可以有不同的選擇。

鄭伯智將心臟疾病手術分為四大類：傳統胸骨全開式心臟手術，胸前傷口長度約二十五公分；小傷口心臟手術，胸前仍將留下小於七公分的傷口長度；達文西微創心臟手術，胸前只有四個小於一公分的傷口，以及心導管針孔型心臟手術。

「醫師會根據疾病種類、複雜嚴重度、發病年齡大小、個人需求等因素，透過醫病決策共享分析，與病人討論最適合的手術方式，」他舉例談到，像是冠狀動脈阻塞心臟病、瓣膜性心臟病、心房中膈缺損、心室中膈缺損、主動脈瘤支架、周邊血管重建與下肢靜脈瘤，約莫二分之一的心臟手術，都可以借助達文西手臂來輔助完成。

附帶一提的是，心導管針孔型心臟手術，同樣屬於微創手術，只要在鼠蹊部開一個〇・五公分的傷口，就能將金屬導絲送入血管，沿著血管到達心室，主動脈瓣膜、僧帽瓣膜問題便能處理完畢。整個治療時間通常不超過兩小時，手術傷口小，成功率可達到九成，是高齡與高危險病人的另一種手術選擇。

從零歲到一百歲都適用

目前，童綜合心臟外科已經接續完成多項困難手術，年齡層涵蓋新生兒到銀髮族長者。

譬如，曾有位剛出生、體重只有三公斤的新生兒，進行了動脈窄縮矯正手術；一位十個月大、只有七公斤重的嬰兒，也因為法洛四合群症，做了心臟內全矯正手術；還有一位八十五歲的老太太，因為左心室心肌肥厚症，做了微創修補手術。

甚至，鄭伯智的山友，也是其中一員。

「有一回去爬山，遇見一位住在屏東市區的山友，兩人在山頂休息聊天時，得知對方最近爬山都要帶救心藥片預防胸痛，對方的醫師要他『去找鄭伯智醫師做達文西手術』……」原本基於專業和關心，聽著別人故事的鄭伯智，沒想到「球」居然莫名掉到自己身上。

在表明自己就是鄭伯智本人後，當場，兩人在山頂從聊天、吃水果變成問診，而對方事後還真的從屏東到台中找他治療。

「後來，我們還經常一起相約爬山，沒想到對方恢復後的體力與速度竟然超過我！但這也證明，達文西手術對於病人術後體力的迅速復原，確實很有幫助，」鄭伯智笑著回憶，也忍不住再次「推銷」達文西手臂的好處。

不僅如此，他在童綜合結合複合式手術室和達文西手臂進行多項心臟手術，也創下台灣醫學先例。

認清局限，才能設法突破

以往，病人心血管疾病發作送醫，通常會先由心臟內科醫師診斷病情，若需要手術治療，再轉給心臟外科醫師，或是直接由心臟內科醫師先做心導管手術，萬一出現併發症，如；血管破裂等緊急狀況，才會轉給心臟外科醫師處理。

然而，在童綜合，有不一樣的做法。

鄭伯智舉例，心臟瓣膜相關疾病患者往往會合併冠狀動脈狹窄，但達文西微創瓣膜手術無法解決兩條以上的動脈狹窄，偏偏心臟手術的患者往往都是急重症。

為了爭取時效，在童綜合的複合式手術室裡，會先由他以達文西手臂進行心臟瓣膜手術，再由心臟內科主任張建榮接手，為狹窄的冠狀動脈裝設支架擴張，一次解決兩個心臟問題，大幅降低病人的手術時間與體力負擔，恢復也比較快。

不過，儘管達文西手臂有很多優點，但鄭伯智也坦承，「它不是萬能，像是心臟衰竭的病人，若要進行換心手術，還是得採用傳統手術開刀，因為儘管那樣會讓傷口較大、外觀不佳、容易感覺疼痛且復原緩慢，但胸骨鋸開後，視野較清楚，也才能將心臟取出更換，是微創手術無法取代的。」

此外，達文西手術還有另一個現實面的問題。

「相較傳統手術，達文西手術的價格較高，且健保不給付，商業保險給付也相當有限，」鄭伯智直言，「不過，據患者手術後門診追蹤的經驗分享，病人都還是會選擇以達文西手臂進行心臟手術。」

幫口腔癌患者免受「毀容」之苦

如果說，達文西手術之於泌尿科與心臟外科，都是隱於內的成效，那麼，在口腔癌患者身上，它便具有顯於外的好處，是幫助他們免於「毀容」的最大利器。

童綜合頭頸部整合醫學中心副院長蔡青劭指出，一般正常人的口腔有彈性，大約可開三指寬度，但是很多罹患口腔癌的患者，口腔內壁纖維化、失去彈性，往往口腔只能張開到最多一指左右的寬度。也因此，要以手術治療時，必須將顏面切開才能進行。

這意味著，患者在手術後，便將面臨「毀容」的情況。

所幸，現代醫療科技讓口腔癌患者可以擁有與過去截然不同的命運。利用達文西手臂進行口腔癌手術，機器手臂從口腔伸進患部，由於它可以五百四十度旋轉，更容易剝離神經、血管，將病灶清除得更乾淨，並且能夠更精細廓清癌症淋巴組織。如此一來，患者沒有毀容的疑慮，還能盡早回歸正常生活。

微創手術因傷口小、創傷區域較少，加快術後恢復的成效明顯，已成為醫療趨勢之一，達文西手臂便是其中一項。

優化在地醫療環境

展望未來，鄭伯智分享：「針孔型傷口的經導管主動脈瓣膜置換（transcatheter aortic valve implantation, TAVI）手術，是近十五年來國際醫學界流行的治療方式，也是當前安全、穩定治療退化性主動脈瓣狹窄的手術方式，童綜合已在2021年5月獲得衛福部准許執行。」

傳統的主動脈瓣膜更換手術必須開胸，經常因病人罹患多重疾病、年齡太大等因素，使手術風險倍增，也導致不少長輩因此心生恐懼，甚至事到臨頭拒絕手術，放棄治療機會。

如今，有了針孔型傷口的TAVI手術，不僅手術時間可縮短四分之三，有些醫院甚至將它變成門診手術，病人早上接受手術，下午就可以領藥回家休養，且健保局已在2021年年初通過可有條件給付。

然而，「這種手術必須由經驗豐富的心臟外科醫師操刀，才可能有良好的治療效果，目前全台灣只有大型醫學中心才有這樣的團隊與技術，」鄭伯智話鋒一轉指出，「童綜合可以獲准執行，代表我們的心臟相關手術技術已經純熟且獲得肯定，未來將致力發展心臟移植等各類艱難的心臟手術。」

為了實現這個目標，「童綜合已整合心臟內科與外科，提供跨科部整合的醫療服務，逐步實踐疾病的精準醫療，為中部海線居民提供更優質的醫療環境，」鄭伯智說。

3 海陸並濟的現場急救力

放眼台灣，中部外海擁有全球罕見的優質風場，離岸風電成為推動台灣能源轉型重要的一環。從童綜合梧棲醫療大樓遠望台中港，一支支矗立在岸邊不斷轉動的風車，正是帶動國家能源轉型的新動能。

離風場最近的台中港，成為台灣發展離岸風電作業的母港。風機組等重裝備在此組裝後，載運到海上風場裝機、滿載工作人員的離岸風電運輸船到風場施工，全部必須由此出入。

童綜合醫療副院長吳肇鑫舉例談到，離岸風力發電作業場域都在外海，從水下機組到水上塔架設定、葉片安裝等作業，工作人員必須在風勢強勁的海面上施工，船身很容易因風浪而激烈搖晃；尤其，海上的風力發電機，每支高度約一百六十公尺，相當於四十五層樓高，工作人員必須爬上風機頂端進行裝機與設備維護，除了高空作業，風機的基樁還要打入海床，工作人員又得潛入海裡作業。

台中港正扮演牽動台灣能源轉型的

要角，也同時推動著醫界朝更高難度的醫療與照護需求升級轉型。

連接陸面與海上的醫療

從台中港出發到海上風場，相隔約五、六十公里，單程航程大約需要至少三、四個小時，離岸風電業者為了減少維運人員海上通勤時間，相關工作人員均住在海上的維運作業船，一旦出現重大傷病，往往必須仰賴遠端視訊醫療，嚴重時甚至需要出動直升機空中救援。

然而，「醫療資源需要妥善運用，並非每位有醫療需求的風場從業人員都一定需要透過直升機後送到醫院治療，有些輕症患者，其實可以透過船上的藥品衛材做初步處置，或是可以使用船隻接駁到岸再送往醫院接受治療，」童綜合急診部緊急救護科主任黃泰霖說。

事實上，「維運船上的診療室配有心電圖、超音波、電子聽診器與藥物等相關醫療設備，若風場人員發生重大問題或受傷，可以透過遠距視訊，由童綜合急診部醫師進行諮詢和診療，給予就醫建議，」黃泰霖指出，維運船上配置有離岸緊急救護人員，他們都曾接受海上急救課程訓練，再配合岸上醫師的指示，便可在現場初步處置。

維運船上，風電業者配置的緊急救護人員會將病人情況、心電圖等生理數據直接傳輸到醫院，以利醫師判讀、進行遠端診療，並提供相關醫療建議；但若遇到需要緊急處置的急重症患者，還是會要求空勤總隊派遣直升機前往海上吊掛救援，在最短時間內將患者送到醫院治療。「為了爭取時間，醫院的醫生並不會隨直升機前往現場，而是透過視訊，引導現場人員進行初步處置，例如：包紮或給藥等建議，」

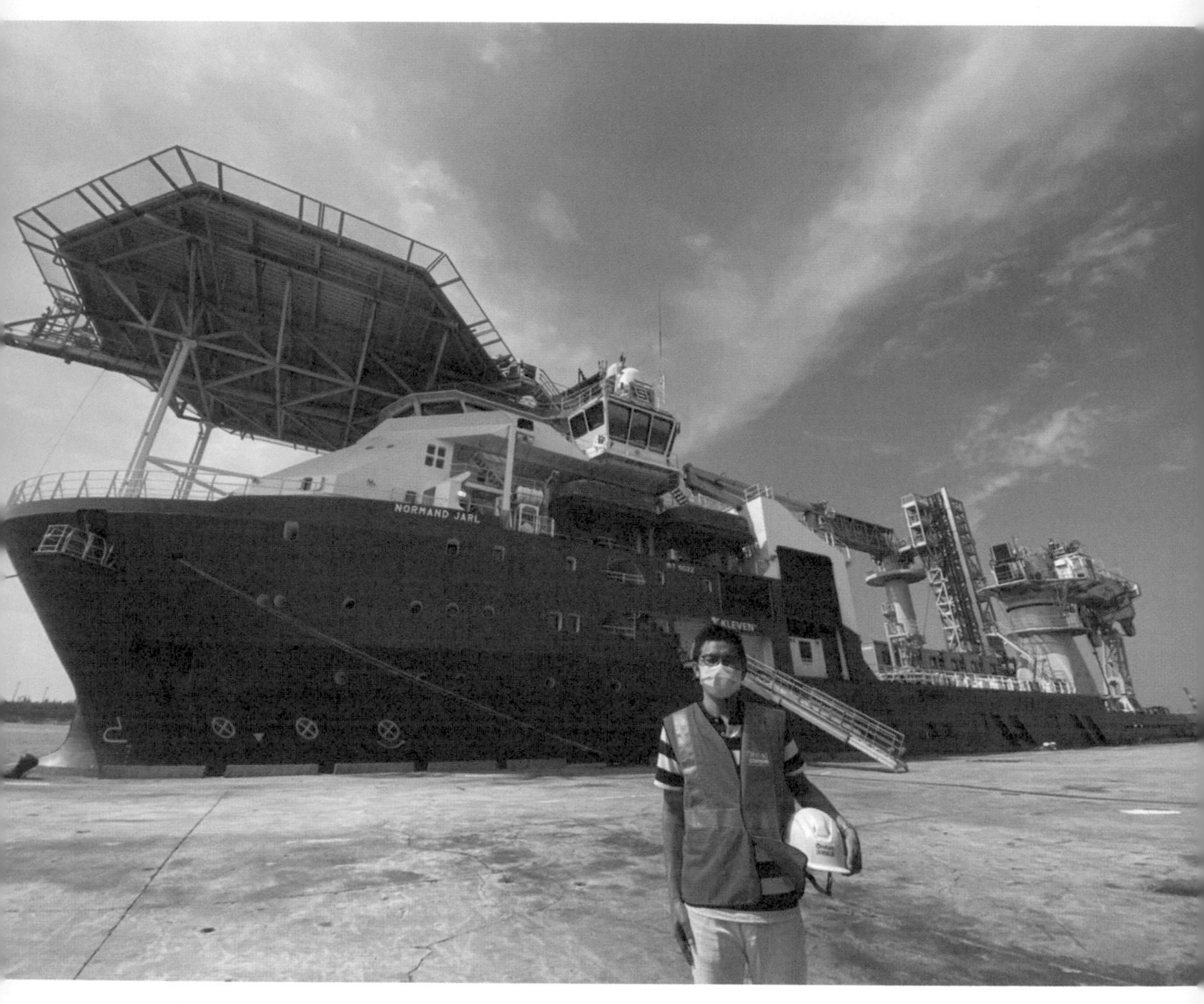

童綜合急診部緊急救護科主任黃泰霖指出，離岸風電維運船上的診療室配有心電圖、超音波、電子聽診器與藥物等相關醫療設備，若風場人員發生重大問題或受傷，可透過遠距視訊，由童綜合急診部醫師進行諮詢和診療。

黃泰霖說。

不過，此刻又是另一個挑戰的開始。

救援直升機起降機動性高，方便運送病人，但相對風險也高，稍有不慎連醫護人員都可能受傷。包含病床如何推、何時才能靠近直升機等，現場人員必須不時留意直升機機工長的手勢指揮；而若因天候限制，無法使用童綜合自己的大樓頂樓直升機起降場，還必須借用附近體育場或清泉崗機場起降。

「所以，童綜合急診醫學部的醫護人員，都必須先接受直升機接送病人相關訓練，才能與空勤總隊飛行員完美搭配，」黃泰霖說。

然而，2019年全球爆發新冠肺炎疫情，又衍生出新的挑戰。

快速應變，防疫守護國土安全

為了解決風電海外技師與工作人員入境所衍生的檢疫問題，杜絕群聚以免造成染疫風險，最適切的方式就是讓這些來自境外的船舶入港後，人員上岸檢疫但不入境。

離岸風場海事工程作業相關船舶高達二十種，各期工程所需船舶不同，若是每次來台都得由醫護上船檢疫，檢體運送與資訊傳輸相對耗時，對醫護也是一種風險。

因此，「童綜合將檢疫團隊拉到台中港，在岸邊設置快篩車，風電工作人員上岸後便在固定區域接受篩檢，等到檢測結果出爐，陰性的人員就可直接上船赴風場工作，陽性者則依指揮中心規定，進行隔離與治療，」吳肇鑫指出：「透過這樣一條龍的作業模式，風電工作人員不必隔離十四天，對工程與防疫都有好處。」

不僅如此，這樣的機制也擴大應用，他提到：「急重症一直是童綜合的專長，長期以來也培養出對於緊急事件的快速反應能力，所以，現在只要發生群聚感染案例，市政府開設前進指揮所與篩檢點，童綜合就能火速調派醫護同仁支援。」

事實上，自疫情爆發以來，除了風電專案，童綜合配合中央與台中市政府，除了支援社區快篩站，也在台中機場與加工出口區設置篩檢專區，為相關人員進行快篩與PCR篩檢，「我們的篩檢量能已經與鄰近醫學中心不相上下，」吳肇鑫自豪地說。

然而，童綜合憑什麼能夠做到？

為新興產業醫療需求培育人才

「風電場座落台中外海，營運總部則設在台中港附近或彰化等地，童綜合對於新興產業醫療需求的掌握，有其地利之便，」吳肇鑫說。

由於作業環境特殊，例如：風機維修工程師要在運輸船上攀爬樓梯到數十層樓高的風機維修處，從業人員的心肺功能必須符合一定的標準。根據歐洲離岸風電產業規定，凡從事離岸風場安裝及維修作業人員都得接受OGUK（Oil & Gas UK）或NOGEPA（Netherlands Oil and Gas Exploration and Production Association）認證的專業醫師體檢，通過後才能從事離岸風場安裝及維修作業。

然而，這些工作人員不可能在台北體檢後再到梧棲工作，受傷後也不可能送到台北救治。唯一的選擇，就是在地化。

看見這樣的需求與商機，童綜合在2019年便布局培訓相關人才，率先派遣家醫科醫師前往英國受訓，至今已有五位醫師獲得OGUK認證，其餘醫院則是到2022年3月才開始派員前往受訓。

吳肇鑫說：「過去台灣並未針對離岸風機安裝與維修作業人員設置專門的健檢醫師，因為其他醫療院所不像童綜合有地利之便，若在風電產業剛開始時就派遣人員前往國外受訓，初期投資成本太高，所以一開始只有我們做；不過，隨著台灣政府推動溫室氣體排放量在2030年前減半、2050年達到『淨零』的要求，綠電需求水漲船高，離岸風電建設也進入黃金期，未來應該會有更多醫療院所投入。」

把急診室功能延伸到事故現場

除了體檢的醫師，另一個需要重點培訓的人力，是「到院前第一反應者」（emergency first response）。

海上風電工作人員人數高達數千人，工作與住宿地點都在海上，當意外發生時，不一定有醫療人員在現場，因此，到院前第一反應者提供的緊急處置就顯得相當重要，可為患者爭取更多存活機會，而這也是目前童綜合積極推廣的「全民緊急救護」能力，教導民眾自救、互救，以及外傷包紮救護等技能。

童綜合是台灣中區重大災難基地醫院救護中心與緊急醫療網責任醫院救護中心，同時也是中區急救訓練醫院，除了提供緊急醫療技術員及鳳凰志工訓練，也會去各公司、訓練場所宣導相關知識。

黃泰霖談到，在公共場所有人心臟病發、車禍、溺水、觸電，或者發生異物堵塞呼吸道等意外或疾病時，如果受過訓練的第一反應者能夠進行現場救護，立即施行CPR等急救措施，或者利用AED為病人急救，再等救護人員到來，等於是急診室功能延伸到事故現場。

推廣培訓到院前第一反應者

「重大傷病患者如果能在四分鐘內接受CPR處置，並在八分鐘內接受高級心臟救命術（ACLS）處置，存活率可大幅提高，」黃泰霖談到，一般來說，患者失去呼吸心跳後，每過一分鐘，死亡率便會增加七%到十%，但許多病人心跳突然停止時，周遭第一反應者即使立刻打電話叫救護車，醫護人員也無法即時趕到現場，而腦部缺氧四至六分鐘就會開始損傷。

「根據統計，當腦部缺氧十分鐘，死亡率便會達到近一〇〇%；即使救活了，若因缺氧導致腦損傷，患者也可能成為植物人，」因此，他強調，「現在很多公共場所都設有AED，並有語音及圖示指導，只要遵照指示就可以正確使用，而若能早期使用AED並且給予CPR，讓患者維持腦部的血流，就可減少腦細胞受損。」

所謂「救人一命勝造七級浮屠」，雖然只是一句俗諺，但事實上，「許多意外都發生在家中，如果第一反應者能有正確的觀念，不止可以救人，還能幫助自己，這也是童綜合一直對外宣導與教育的重要觀念，希望能幫助更多人，」黃泰霖語重心長地說。

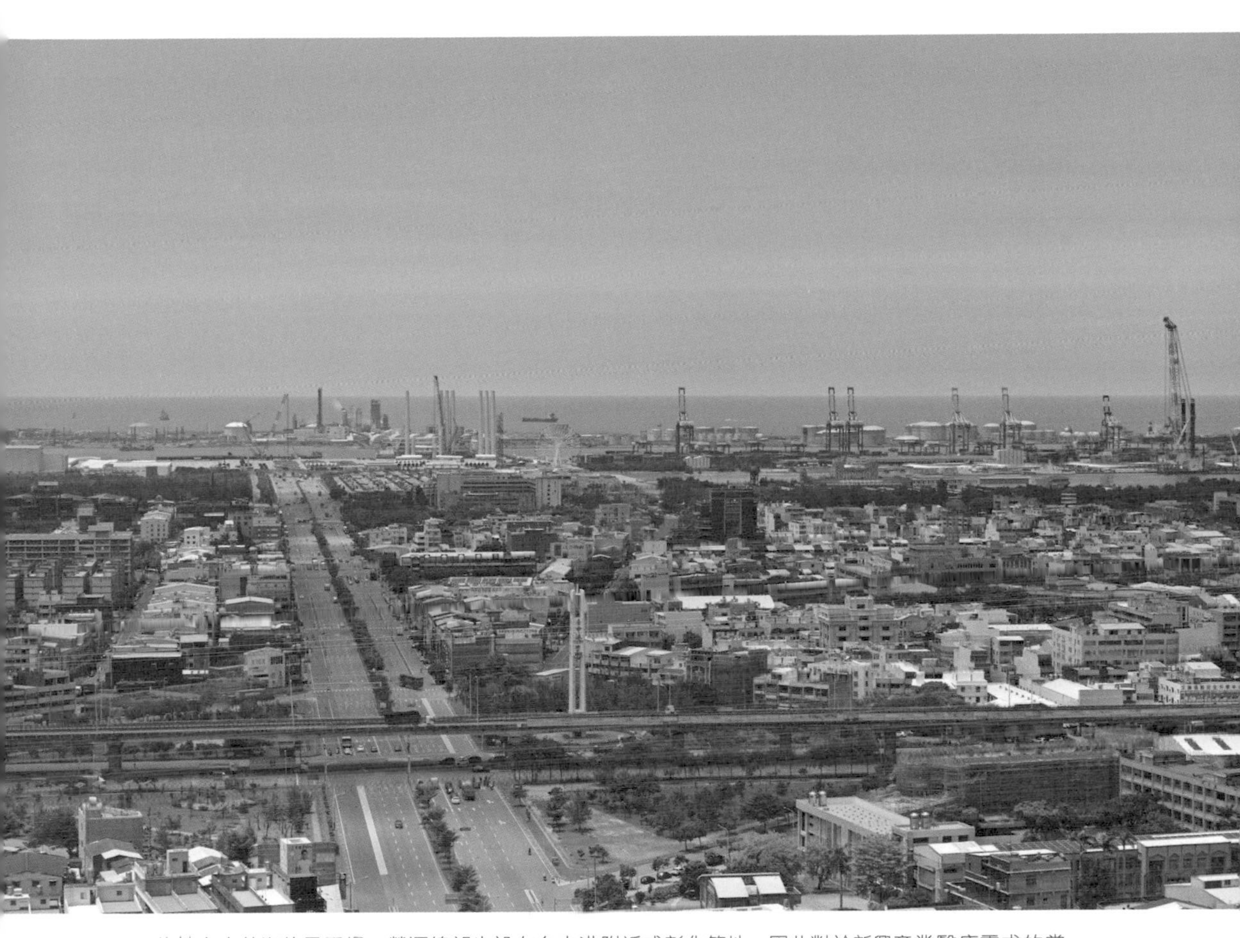

位於台中外海的風電場，營運總部也設在台中港附近或彰化等地，因此對於新興產業醫療需求的掌握，童綜合有著地利之便。從梧棲醫療大樓即可遠望台中港，天氣好時能看見不斷轉動的風車。

4 優化醫療與照護

近幾年來，精準健康成為顯學，不管是基因工程或檢測儀器都是達成精準健康的利器，其實，早在古代即有預防醫學概念；翻開中國古代醫學典籍《黃帝內經》，其中提到「上醫治未病，中醫治欲病，下醫治已病」，若用現代語言來表示，可以說古代醫學早已存在預防醫學的概念。而隨著醫療科技與人工智慧（AI）的長足進步，利用高階、先進的儀器設備，可以獲取更清晰的影像，清楚看到病灶，影像醫學在疾病的防微杜漸扮演愈來愈重要的角色。

只要十分鐘，就能早期發現癌症

正子斷層造影（PET）就是一項重要的影像醫學「神器」，甚至曾獲美國《時代雜誌》評選為二十世紀三大醫療儀器發明。

從最早期單純的正子造影，再到第二代正子斷層造影（PET ／ CT），如今已演進到第三代的「數位正子斷層造影儀」（Digital PET ／ CT），結合了半導體正子偵測模組和高切數診斷用電腦斷層，可以同時呈現細緻的人體生理狀態及解剖構造異常。

「童綜合在2020年引進最新的數位正子斷層造影儀，是中部第二家、全國第四家有這項設備的醫院，」童綜合核子醫學科主任曾能泉說明，「大部分癌細胞在生長時會代謝大量葡萄糖，所以用葡萄糖做為一種癌症偵測的示蹤劑，使用不同示蹤劑便能偵測出在全身的侵犯程度，而相較前一代設備，數位正子斷層造影儀可偵測到更早期微小的變化，獲得更清晰、精確的影像，還減少檢查用藥（示蹤劑）達一半的劑量，並可大幅縮短檢查時間，從耗時約四十到六十分鐘縮短至只要十到十五分鐘，許多先進國家的醫學中心均已採用。」

事實上，數位正子斷層造影不僅可以完整評估病人體內癌細胞分布，針對已經罹癌但經過治療的患者，也可以藉由影像偵測是否復發或轉移，像是頭頸癌、甲狀腺癌、食道癌、肺癌、乳癌、子宮頸癌、淋巴癌、大腸直腸癌、黑色素瘤，這九大癌症患者均可透過健保給付之正子造影檢查，確認癌症臨床變化，擬定下一步的治療方式。

揪出攝護腺癌轉移

除了葡萄糖以外，氨基酸也是一種癌細胞會代謝的成分，也因此透過氨基酸類示蹤劑的正子影像檢查，可以讓攝護腺癌無所遁形。

奧攝敏（Axumin）正子示蹤劑正是應用這種技術的新世代攝護腺癌影像檢查，藉由癌細胞大量吸收並釋放出可由正子造影儀接受的成對正電子，經運算重組成精確的4D全身立體影像，即可顯示癌症復發或轉移的詳細部位，做為癌症治療計畫的依據資料。

這項影像檢查的示蹤劑藥物早在2016年於美國與歐盟國家核准上市，國內則是在2020年始獲得食品藥物管理署通過，「台灣是歐美以外第一個核准使用該氨基酸示蹤劑的國家，而童綜合則是亞洲第一家將這種技術用於臨床影像診斷的醫院，也是目前為止累積最多檢查案例的醫院，共有近一百位的攝護腺癌患者，」曾能泉解釋。

至於治療方面，美國食品藥物管理局（FDA）甫於2022年5月批准使用「鎵68-PSMA-11」（Locametz）正子造影示蹤劑及「鎦177-PSMA-617」（Pluvicto）攝護腺癌同位素配體治療。鎵68-PSMA是針對攝護腺癌特有細胞膜抗原（PSMA）陽性病灶的正子造影示蹤劑，有助於更早找到轉移的腫瘤細胞，並評估是否適合接受鎦177-PSMA同位素配體治療，這是一種針對特有細胞膜抗原陽性的攝護腺癌患者的最新式標靶藥物治療。

在台灣，曾能泉指出，童綜合也自2022年開始，進行PSMA藥物專案進口、場地查核準備等行政作業，目前已有數十位攝護腺癌病人完成這種新世代影像檢查，一旦經由台中市衛生局審查通過，最快2023年第二季就能為影像呈現PSMA陽性的病人，進行效果廣受矚目的鎦177-PSMA同位素配體治療。

早期發現阿茲海默症

從早期偵測病症，再到治療癌症，都需要有強而有力的影像醫學做為後盾。但，第三代數位正子斷層造影並非只能應用在腫瘤醫學，對腦神經退化的阿茲海默症患者同樣有明確診斷效果。

針對這類型失智症患者，透過靜脈注射類澱粉蛋白示蹤劑（Amyloid），觀察患者腦部沉積的情形，可用以推估阿茲海默症最早出現的病理異常——β型類澱粉蛋白斑塊的密度，反映患者腦部退化的情況，確認是否為阿茲海默症。

曾能泉舉例談到，他有一位患者，是五十九歲的男性高階主管，求診神經內科時，懷疑罹患阿茲海默症，但現有腦部影像檢查無明顯異常，便在醫師建議下，自費接受類澱粉蛋白腦部數位正子斷層造影檢查，結果發現大腦實質大範圍類澱粉堆積，確認為阿茲海默症。

以當下的醫療技術，阿茲海默症雖然無法治癒，但「如果早期發現，早期介入藥物治療，可以延緩惡化的速度和程度，」曾能泉說。

介入栓塞治療肝癌

癌症已連續四十年蟬聯國人十大死因之首，所幸，隨著醫療技術進步，癌症已非絕症，除了常見的開刀、放射線治療、化學藥物治療，還有一種微創治療方式是介入腫瘤治療。

「腫瘤的介入治療包括消極的引流及積極的栓塞或消融，引流是指治療過程中若引發黃疸、尿路阻塞現象，必須要靠影像輔助，將管子導引進欲引流的部位；栓塞的原理則是將導管放入患者動脈血管，注射抗癌藥物，再阻斷動脈血管，使癌細胞無法獲得養分跟氧氣，讓腫瘤變小或壞死。消融則是利用影像導引將治療探針插入腫瘤中心，然後加熱讓腫瘤凝固性壞死，」童綜合影像醫學部主任黃振義說明。

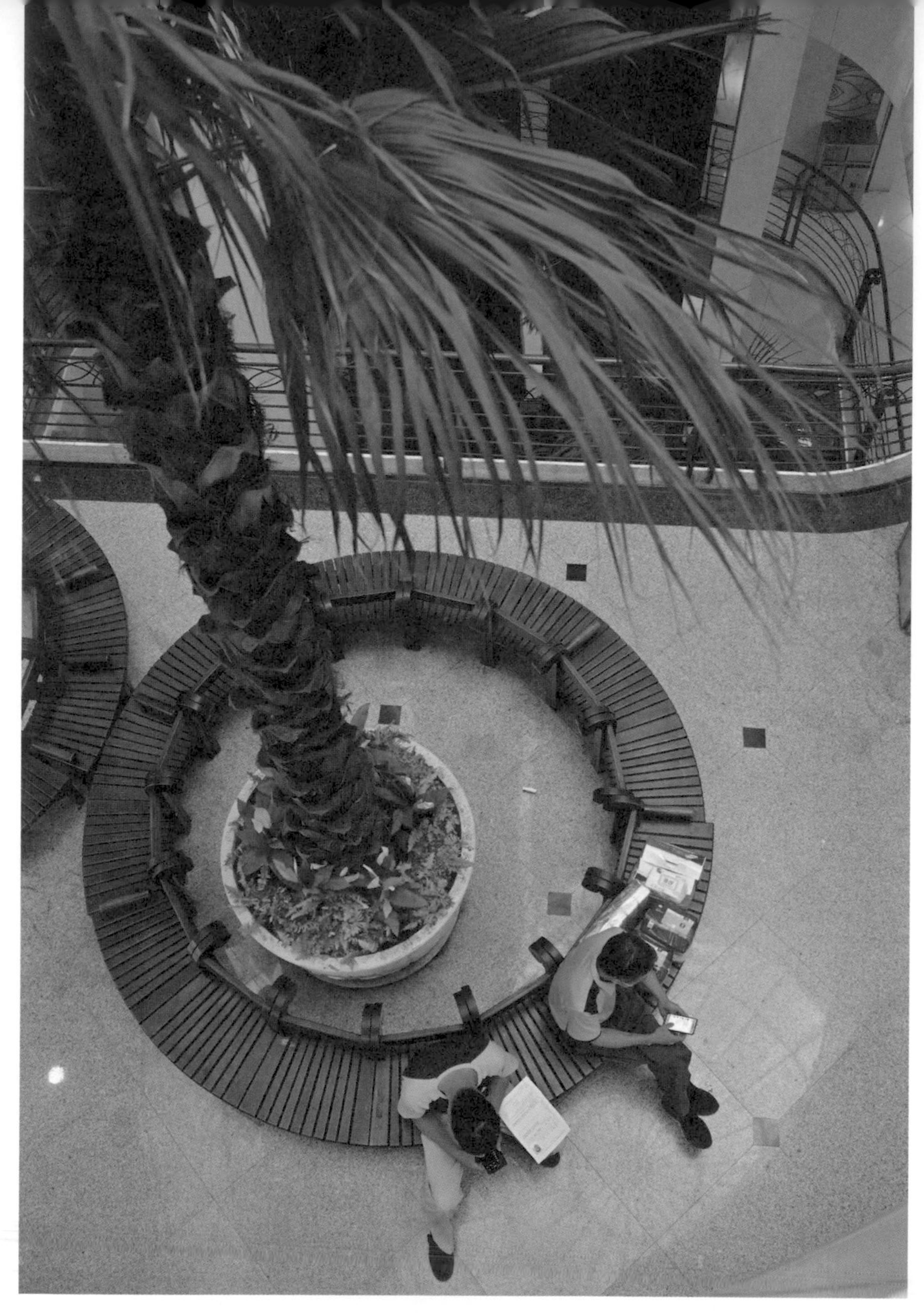

童綜合除了致力於提升醫療設備與技術，連醫院環境也十分重視，大廳挑高空間引入自然光，讓病人或家屬能感受溫暖氛圍。

以全國主要癌症死因第二名的肝癌為例，若外科切除腫瘤後復發，且無法開刀，就可以使用栓塞介入治療；又或者，因腫瘤太大導致當下無法動刀，也可使用栓塞方式讓腫瘤縮小，再評估接下來的治療方式。

黃振義舉例，曾有位肝癌患者，他的腫瘤約十五公分大小，相當於肝癌第四期，腫瘤大到無法開刀切除，但是經過幾次栓塞治療，成功讓腫瘤縮小；後來，腫瘤復發，他再以射頻消融方式治療患者腫瘤。最後因腫瘤已縮至可切除的大小，開完刀，再經切片檢查，確認已無活性癌細胞。

這個例子，也帶出了目前的肝癌治療趨勢。

「要合併治療，包括：手術切除、肝動脈栓塞治療、射頻消融或微波消融治療、標靶藥物或免疫療法等，在適當時機選擇最佳也最經濟的治療方式，才能對癌症病人有幫助，」黃振義強調。

專長介入放射治療的黃振義來自於榮總體系，自七年前加入童綜合團隊。結合自身經驗與這段時間的觀察，「童綜合醫院近幾年來引進的高階影像設備，影像清晰，診斷正確率也高，影像醫學的儀器設備已經是醫學中心的規模，」黃振義指出，例如：雙能電腦斷層攝影儀是GE公司最頂級的五一二切電腦斷層，不但對早期肺癌的診斷有極高正確率，對於冠狀動脈狹窄造成狹心症甚至猝死，是最佳檢查預防方法，「中年以上民眾，每年健康檢查時，有必要納入這兩項。」

此外，他提到，磁振造影在腦中風的早期診斷、脊椎及脊髓病變的鑑別、攝護腺癌的早期發現，均有無可取代的角色。童綜合在2023年年底將引進第三台磁振造影設備，裝置於急診室旁，可望提供急性腦中風或脊柱損傷病人更妥適、更快速的診療。

ROSA手臂造福膝關節退化患者

隨著影像醫學日漸成熟，在扮演助攻角色時，涵蓋的面向也愈來愈多元。高齡時代來臨，膝關節退化導致行走不便，造成許多長輩被迫足不出戶。有鑑於此，童綜合在2022年8月引進第四代ROSA機器人手臂，成為人工膝關節置換手術的最佳助手。

同樣都是機器手臂，ROSA和達文西有什麼不同？

簡單來說，達文西機器手臂主要由機器手臂主導手術，ROSA機器人手臂則是協助主刀醫師進行人工膝關節置換手術，「目前在童綜合已有二十例手術，癒後狀況較傳統手術來得好，」童綜合骨科部主任謝國顯說。

「傷口小、出血量少，甚至開刀後不太需要做復健，都是ROSA手術的特色，」謝國顯說。

他進一步解釋，膝關節手術需要切割骨頭，由不同資歷或經驗的醫生操刀，精準度未必完全符合，但以機器手臂輔助，術前會替病人患部進行3D與X光拍照，讓機器人手臂可以精準下刀，誤差僅在〇至一毫米（mm）左右，而若醫師親自手工切割則誤差約二至三毫米，因此，機器手臂較人工電鋸切割精準，選擇置換的人工關節尺寸也更能相符。

不過，這項技術並非毫無缺點，由於這是自費項目，平均約二十多萬元，價格就是許多患者望之卻步的門檻；而對醫院來說，則是並非有錢就能使用的設備。

「機器手臂讓手術更為精準，但並非讓醫師完全依賴機器人，」已經累積一萬例人工膝關節手術經驗的謝國顯強調，「在歐美，對於機器手臂使用者的要求相當嚴格，主刀醫師必須每年有二百五十例以上的膝關節開刀經驗，並且累積二千五百例以上，才有資格接受機器人手臂訓練，通過後才能使用ROSA機器手臂開刀。」

開刀不是唯一選擇

老化是關節退化的主因，不過，臨床發現，關節退化問題有年輕化趨勢。

「年輕人出現關節退化，可能跟運動過度或體重增加有關，」但謝國顯提醒，更換人工關節是一條「不歸路」，因為人工關節的使用年限，平均約十五年至二十年，一旦耗損就要再開刀換一次。

要解決這個問題，「再生醫療是可以考慮的方式，」謝國顯表示，現在醫師通常不建議年輕患者換人工關節，而是採用「自體脂肪幹細胞移植」。

自體脂肪幹細胞移植指的是，先抽取患者膝蓋的脂肪幹細胞，經過實驗室培養到一定數量，再植入患者的關節處，讓它再生出新的軟骨細胞，保持關節不會持續退化。

「童綜合在再生醫療起步較晚，甫完成二例自體脂肪幹細胞的移植，至少要等到六個月後，觀察細胞再生的情況，才能確定是否成功，」謝國顯直言，「但不可否認的是，對年輕患者來說，以細胞再生取代開刀手術來治療膝關節退化是未來的趨勢，指日可待。」

高層次超音波及早發現嬰兒問題

伴隨人口老化而來的另一個問題，是國人生得少。不過，在童綜合婦產部卻看不到少子化的現象，每年接生約一三〇〇個到一五〇〇個新生兒，位居中部海線醫院之首。

「孕產婦選擇童綜合，無非是因為這裡有完善的儀器設備與專業的團隊，例如，已成立五年的高層次超音波中心，」童綜合婦產部主任劉錦成指出，除了染色體檢查外，超音波對孕婦來講是很重要的檢查，一般超音波一台的費用約百萬元，但高層次超音波一台就要五、六百萬元，可以進行胎兒器官的詳細檢查，提前發現是否有先天構造異常，對許多高齡產婦來說是很重要的功能。

胎兒在十九週至二十四週左右，心臟、四肢等器官已發育成熟，此時透過高層次超音波檢查，不僅可以提早發現先天性心臟病，劉錦成甚至曾發現男嬰兒尿道有下裂的情況。

劉錦成解釋，嬰兒排尿是一瞬間，呈水柱狀表示尿道正常，若尿道下裂則排尿會呈散狀，但這個狀況很不容易發現，產檢人員往往要花很長時間觀察，而透過儀器輔助，比較能夠觀察到細微的不同。

有了高層次超音波這項利器，再加上兩位資深技術人員與一位專責主治醫師組成的醫檢團隊，在口耳相傳下，許多診所轉介孕婦到童綜合進行高層次超音波，目前已累積四千六百多例。

相較於孕育新生命的喜悅，子宮肌瘤則是女性常見困擾。劉錦成指出：「四十歲以上的國人約有四成以上女性有子宮肌瘤，除遺傳因素外，可能與生活習慣、高油高糖的飲食有關。」

不過，子宮肌瘤未必會對女性造成生活困擾，真正需要開刀的，是出血量過大導致貧血，或者是大到腹部有壓迫感。切除子宮肌瘤的利器，目前最為人熟知的是達文西手臂，不過，對於需要切除子宮肌瘤的患者，醫療科技提供了另一個新選擇。

海芙無創提供治療新選擇

2021年年底，童綜合引進海芙無創超音波聚焦儀器，可以無痛治療子宮肌瘤，目前已累積二十幾個案例，但劉錦成強調：「前提是必須評估子宮肌瘤為良性，且腫瘤大小在五公分到十二公分左右，但若顆數太多則不適合，因為每顆肌瘤治療時間約需一至二個小時，一般超過三顆以上，為顧及品質，醫師就不建議以海芙做治療。」

「達文西跟海芙各有擅場，就像有人要到台北，可以選擇搭統聯客運，也可以搭高鐵，」擅長以各種譬喻為患者解說的劉錦成指出，醫師會依據病人體況做最佳選擇，而對於害怕進入手術室及麻醉的病人，或是有生育需求、不希望在子宮上留下疤痕的患者，海芙確實是治療子宮肌瘤的新選擇。

甚至，他半開玩笑地說：「院內引進的是仰式海芙，在完全沒有麻醉下，患者可以邊治療、邊追劇，如皮膚感到太灼熱或腰部疼痛，也可及時反應。」

然而，儘管看似好處不少，但劉錦成也強調：「海芙無創消融超音波已可解決大部分臨床症狀，讓出血量變少、減少壓迫感，但它的效果不是一〇〇%，最多消融肌瘤六到七成。」

導入人工智慧，早期發現糖尿病

「阿媽，你怎麼沒有感覺？」一則經典廣告詞，某種程度喚起了國人對糖尿病的注意。事實上，國內糖尿病盛行率高達一一%，約有兩百多萬個患者，且台灣糖尿病學會估計，2045年國內糖尿病盛行率將達到一七%。

更重要的是，許多人可能罹患糖尿病而不自知，往往嚴重到產生併發症，例如：眼睛看不清楚，才輾轉確診為糖尿病。

「糖尿病有許多併發症，視網膜併發症是很常見的併發症之一，」童綜合內分泌暨新陳代謝科主任曾耀賢表示，為了早期發現、早期介入治療，童綜合推出一站式整合治療團隊——病人做眼底鏡檢查時，以人工智慧軟體標示視網膜病灶，並且判別不同程度等級，若有需要則可透過綠色通道轉介至眼科就診，讓病人毋須在不同科別之間奔波檢查。

「這套系統，許多醫院都有，」但曾耀賢強調，「我們是由眼科專科醫師對AI進行人工訓練，優化系統流程與判讀精確度。」

此外，以往針對周邊神經病變的檢查除了進行問卷評估，例如：詢問患者，腳是否會麻、疼痛，或檢查足部傷口、關節是否變形等理學檢查，但等到這類主觀感受出現，或是發生腳麻或關節變形等情況，往往已經到了產生後期併發症的階段；現在，則是可以透過催汗儀（Sudo Scan）及定量感覺測試（quantitative sensory testing, QST），篩檢自律神經或周邊神經是否異常，透過踝肱血壓指數（Ankle Brachial Pressure Index, ABI），較低的ABI值用於預測心血管風險。

曾耀賢指出，美國糖尿病醫學會已建議，三十五歲以上就要進行檢查，國內可能受到飲食西化影響，糖尿病也有年輕化的趨勢，以往建議成人四十歲以上做健檢，但如果能更早期檢查，也有助發現是否為糖尿病前期患者。

遠距監測強化生活管理

「前期的糖尿病患者可以進行飲食控制、運動、自我追蹤，甚至透過連續監測血糖，盡可能避免病發；若實在無法避免，也可延緩病程，」曾耀賢說。

他進一步舉例指出，以往在家中測量空腹血糖，或糖化血色素檢查，比較難知道飯後血糖或血糖波動狀況，最近在糖尿病前期患者使用連續血糖監測後，「早餐吃一片吐司馬上看到血糖上升，運動後或改變飲食方式後，看到血糖明顯下降，讓病人了解食物立即的血糖反應，在食物控制上相當有幫助。」

然而，要有效協助糖尿病患者控糖，醫師需要更多的數據支持。

新診斷糖尿病的患者、控制不良或是剛出院施打胰島素的患者，是更需要關注的特殊糖尿病族群。這類病人回診看診時間很短，但在看診時間之外，生活作息、運動、飲食等對血糖影響的時間更久，透過遠距監測科技就可以派上用場。

例如，透過居家血糖量測、拍照上傳的飲食內容、穿戴裝置測得運動數據，甚至是連續血糖數據，透過網路上傳到醫護可以看到的平台，更可以加強居家血糖監控和管理；甚至，為了在最需要嚴格飲食或血糖管控的妊娠糖尿病人，透過遠距監測也可達成良好控糖。

此外，糖尿病照護團隊的個管師若看見數據波動，也會適時提醒患者，注意飲食調整。

意外的是，「原本以為這些新科技的裝置比較不適合長輩，後來發現，只要教會長輩如何使用，他們反倒成為『忠實客戶』，都會固定上傳資料或三餐照片，目前已經有兩、三百位個案採用，」曾耀賢驚喜地說。

正確解決血糖問題

「生活管理介入很重要。以前看診只有看到單一數據，調控飲食在門診中很難處理，遠距資訊裡則呈現許多患者生活數據，也影響藥物或治療的選擇，」曾耀賢說，以血糖值為例，以往病人自己驗指尖血，一天驗三次已經相當難得，現在透過連續血糖監測，每三至五分鐘就可獲得一個數值，一天便有一千多個數值，經過醫師判讀，可以提供患者更合適的後續照護方案。

他印象很深刻，有一位從其他大醫院轉診過來的低血糖病人，控制很久都未見好轉，直到有了連續血糖監測和遠距平台，才終於找到答案。除了更了解高血糖的問題外，也了解病人在血糖高低時，自我的處理方式。

原來，患者每逢低血糖時，就會吃兩、三顆曼陀珠，「其實這是不正確的方式，因為糖分不夠，這就是患者對提升血糖的認知和醫師有所落差，正確方式是要吃十五公克的糖，」曾耀賢解釋，血糖過高或過低，發作當下的處置都很重要，後續又透過遠距照護團隊調整，才解決患者低血糖的問題。

不讓病人吃藥一輩子

很多疾病透過醫療科技與人工智慧獲得良好的治療與控制，但免疫系統疾病可能要長期抗戰，甚至必須一輩子吞藥控制，對患者而言是身心極大的挑戰。

「我不會說服病人要吃藥一輩子，」童綜合過敏免疫風濕科主任邱瑩明強調：「如果醫師告訴病人只能一輩子吃藥控制，這不是給病人希望，而是跳入另一個絕望。」

邱瑩明認為，醫療不只要控制疾病，更要陪著病人減藥，最好是可以停藥，「就算不能停藥，在病發的過程中也要給他們希望，讓他們的心情溫度計和壓力量表得以改善，至少讓病人心情樂觀，就像健康人一樣。」

「許多免疫系統疾病與壓力有關，壓力解除後，病情自然隨之減輕，」邱瑩明談到，童綜合在2021年成立風濕病健康促進中心，面對因工作壓力而導致免疫系統失調患者，他會詢問病人：「要再繼續拚搏嗎？」很多患者重新檢視自己的健康狀態後，會調整對生活、工作的期待，再透過團隊的心理諮商師治療，病情通常可以改善許多，也可以減低藥量。

邱瑩明曾經收治過一位年輕的類風濕性關節炎女性患者，一般人手腕可以彎到九十度，但那位患者不過三十歲左右，手腕卻已經無法彎曲，經由藥物治療也不見好轉。

更糟糕的是，透過填寫壓力評量表得知，她有憂鬱症，並有自殺傾向。

陪患者與疾病長期對抗

疾病本身或許未必致命，但對病人心理卻造成嚴重影響。於是，邱瑩明立刻將她轉介給團隊的心理諮商師，並且告知病人：「我們醫療的理念不是只強調一直吃藥，而是要幫助病人用正向樂觀的心情面對疾病。」

看似平常的一句話，對病人來說卻如同一場及時雨，當場在診間大哭，事後並在社群媒體上寫下一段話，讓邱瑩明念印象深刻：

「尋尋覓覓終於找到好醫師，雖然每次打針都很痛。突然覺得看病治療是很不錯的感覺，希望自己未來的一切都安好！」

因為罹患憂鬱症，卻沒有人肯關心自己，「來到童綜合的風濕病健康促進中心，接受團隊治療後，患者心情變好，病情也逐漸控制下來，」邱瑩明提到。

2021年，邱瑩明在童綜合成立風濕病健康促進中心，成員包含三位醫師、五位護理師（衛教師），以及一位技術員。問起他當初的起心動念，他只說：「因為不想讓患者再因為任何理由放棄治療。」

擁有台大公衛博士學位的邱瑩明，曾長期研究追蹤紅斑狼瘡、類風濕性關節炎患者為何不會按時回診。後來請個管師追蹤發現，原因琳琅滿目，包括：對治療不滿意、不想吃藥一輩子，或者跟醫師反映問題卻不見處理。有鑑於此，他決定做出改變，參考病人自評疾病的嚴重度，以實證指引及病人為導向，並長期追蹤。

病人感受比檢驗數據更重要

邱瑩明說明，以往是靠抽血或儀器檢查患者病情的嚴重程度，但數據呈現與病人本身感受是兩回事。例如，有位櫃姐有免疫系統蕁麻疹導致皮膚紅癢的困擾，因為要面對客人，所以特別在意紅癢的程度，然而以往醫師只看數據，認為她的情況不嚴重，但櫃姐卻為病情未好轉而感到焦慮，就是因為「病人覺得的嚴重度與醫師看到的數據並不一樣。」

「我們不能只看到病人外在，也要探討內心想法，」邱瑩明指出，雖然初期必須花費較多時間去了解病人內心想法，但後期反而可以較快解決病人問題，醫師就可以多花一些時間照顧新的病人。

「讓生病不再是一件絕望的事，讓健康不再是一件困難的事，」邱瑩明期許，所有為疾病所苦的患者都能達到這樣的願景。

5 數位轉型，讓醫療服務更有效率

在醫界，若說JCI是國際間最嚴謹、最具公信力的評鑑制度，應該並不為過。

一場疫情，改變了醫療體系，許多原有作業模式隨之改變，運用科技打破距離的框架，也減少不必要的接觸、提升工作效率。甚至，即使身處太平洋兩端，也能進行JCI評鑑，而童綜合更是創下全台首例、亞洲第二例，以視訊方式通過這項挑戰。

「受到疫情影響，2021年的JCI國際醫院評鑑，許多國外的評鑑委員無法到童綜合進行視察評鑑，但是，我們利用視訊進行JCI及HIMSS（國際醫療信息與管理系統協會）評鑑，第五度取得JCI認證及HIMSS六級認證，」童綜合資訊部主任蔡宏隆自豪地說。

然而，一句話就能說完的成果，背後卻是一場投入許多人力、物力與技術力的變革。

為了讓視訊評鑑可以順利完成，童綜合在2021年全面提升醫院無線網路環境，並導入視訊系統。

「視訊評鑑要順暢，Wi-Fi就不能有

死角，但院內原本只有兩百多個無線基地台，於是一口氣增加到五百多個，從地下六樓到地上二十六樓全面布建，並且升級為Wi-Fi 6，讓訊號傳輸可以更快速，再加上與電信公司的5G基地台共構，終於做到訊號無死角，順利完成評鑑，」蔡宏隆回憶當時的改造工程，至今仍露出喜悅與滿足的眼神。

「有了網路基礎建設，其他創新應用才有實現的可能，」蔡宏隆指出，「為了順利完成評鑑，童綜合打造了視訊評鑑專用推車，可以帶著評鑑委員『前往』考察各個重要流程是否符合JCI的要求。」

結果，不僅順利通過評鑑，還有意外之喜。

「評鑑人員不必親自來台灣，費用節省將近七五%，且評鑑結束後，這套設備繼續在醫院數位轉型過程中扮演重要角色，」蔡宏隆舉例，「像是視訊會議、行動會議室等，目前童綜合的跨部門會議，八〇%以上是透過視訊進行；甚至，像是泌尿科專科考試時，也是透過視訊方式，為分散在北、中、南四個場地的醫師以線上方式完成考前總複習，同樣是開全國先例。」

數位轉型大勢所趨

事實上，早在疫情開始之前，醫療產業便已吹起一股數位轉型之風，從「以病人為中心」到「設計思考」模式，無一不在推動這樣的趨勢。

勤業眾信在《2022年醫療照護產業展望》報告中便提到，2040年時，現今大眾所熟知的「醫療照護產業」將走入歷史，由更加廣泛而全面的「健康產業」取代。意思是，疾病不會完全根除，但透過科學、數據及技術，醫護人員將能夠更早識別、主動關懷並更好地了解病人狀態，從而幫助民眾更有效地維持他們的身心健康。

不可諱言，相較於其他產業，國內醫療院所資訊化的程度，顯得相對緩慢。但，醫療技術講究與時俱進，為什麼資訊化的速度卻不是最先進的？

「法規，是其中一項因素，」童綜合行政副院長顏振榮指出，過去由於法規限制，加上醫療流程與醫療設備對於高精密度的要求，以及病人間的個別差異大，導致醫院導入資通訊系統的門檻較其他產業來得高，讓國內醫療院所資訊化進程比其他產業慢。

不過，隨著衛福部積極推動各項法令改革、AI與大數據等新資訊技術的革新，遠距醫療、居家照護與行動醫療等，對醫院資訊建設產生推波助瀾的作用，開始大舉投入建置。

提升資源運用效率

「如果可以將科技創新運用在臨床醫療和行政管理上，加強對各科病人的服務，可望讓整體的醫療品質與流程更加提升，」顏振榮認為，醫院要走向資訊化，除了醫療專業，還有行政作業系統，例如：人力資源管理，從人員招募、報到、員工資料管理、薪酬、績效、出勤、考核、訓練發展等，也需要全面資訊化。

優化行政作業流程，只是讓醫院經營提升效率、提高獲利，對民眾有什麼好處？

「醫院經營效率提升，民眾就醫也會更有保障，」顏振榮指出，行政作業系統資訊化後，可進一步運用資訊系統編列預算、資本支出與專案，依照醫院未來發展策略目標和特色醫療項目，訂定每一年度的工作計畫，將有限資源做最佳配置，定期追蹤預算達成進度、設備投資效益、專案投入成本與產出，回饋實際經營狀況給管理階層。

「不要以為這些改變只是對醫院有好處，」顏振榮強調：「醫師端、病人端、管理端，都將因此受益。」

以病人的檢查排程為例，醫療現場的資訊化，讓醫師在診間就能及時確認病人檢查時間，進而安排檢查後的回診時間，且系統還能在開立檢查項目的同時，自動顯示進行檢查時，有哪些相關事項必須注意，例如：病人是否對某藥物有過敏反應等，以確保病人安全，也讓病人不必往返奔波多次。

至於管理端，因為可經由排檢系統了解各項檢查等候時間、儀器使用時間及次數，藉此評估設備動用率，檢查室人員也可視使用情況動態增減排程以縮短排檢時間，又造福了患者。

同步作業，搶救生命分秒必爭

不僅如此，「實施業務自動化後，我們查找單一診斷的時間加快七倍，減少病人等候時間；尤其，我們不是讓電腦取代行政人員的工作，而是幫他們可以有時間學習，做更多有價值的事，例如：成為DRGs（Diagnosis Related Groups，疾病診斷關聯群）分析師、AI訓練師，」顏振榮自豪地說：「我們促成了一．三個人力轉型，作業流程不再需要耗用大量人力與時間，而這樣的轉型又可以更加速推動資訊化。」

資訊化講究效率，對於爭分奪秒的急診業務，也有幫助？

「童綜合是重度級急救責任醫院，資訊平台系統可以幫助應用在緊急調度床位、監測病人安全，還能整合院內急重症各部門與病房等資訊，讓各科專責醫療人員都能相互及時彙整、隨時上傳病人相關指數資料，未來更可做為大數據分析的主要依據，」童綜合醫療副院長李博仁說。

事實上，早在2015年時，童綜合便整合各科共七個加護病房，成立重症醫學部，並且整合全院資源，若發生任何緊急意外事件，隨時可以調配使用。

成立戰情中心，統籌醫療資源運用

「相關單位若能隨時掌握每個病人的資訊，就可以讓我們的急重症照護能力進一步提升，」李博仁談到，急診醫學部與重症醫學部的工作分秒必爭，必須緊密連結，當有情況危急的病人送到醫院，急診醫學部進行救治的同時，重症醫學部的專責主治醫師和護理長等相關人員，也必須及時掌握病情與相關影像紀錄，進行加護病房與人力調度，才能順利承接病人。

童綜合正積極推動重症醫學部資訊化，接下來還將成立「戰情中心」，將病人資料利用AI與大數據，做到自動報告判讀、申報優化，並且做到自動疾病編碼，以結合臨床、教學與研究，讓整體的資訊與流程可以更加透明、完整。「如此一來，民眾就醫時，醫師可以更精準判定疾病狀況，病人的病歷紀錄更加詳盡，看診也會更有效率，」李博仁說。

他補充指出，2005年邱小妹醫療人球事件之後，衛福部便要求醫院必須上傳加護病房資料，並推動視覺化燈號系統，讓每個人都可以看見目前等待住院的壅塞程度。

「就像紅綠燈一樣，利用燈號系統顯示床位動態，例如：紅燈，表示患者病情尚不穩定，依舊需要住在加護病房接受照護；黃燈，表示患者病情已經穩定，但是仍在觀察中；綠燈，表示患者病情穩定，隨時可以轉出加護病房，讓新病人入住，」李博仁解釋。

這樣一來，在院內，急診醫師可以了解自家醫院收治能量，決定接收病人的處置方式；在院外，則是各界都能即刻了解當下全國醫院哪裡有空床、有多少空床，若是發生緊急重大事件，便能緊急調度，以便快速收治病人，「像是在新冠肺炎疫情期間，童綜合就能夠配合全國緊急醫療應變中心的啟動與調度，在第一時間接受確診重症病人轉診要求，」李博仁表示。

資安防護，確保病人安全

綜觀童綜合的數位轉型過程，蔡宏隆強調：「醫療科技與創新都必須以臨床為基礎，才能打造出真正符合使用者需求的資訊基礎建設與環境，改善既有流程、提升工作效率、優化病人安全與醫療照護品質，這才是醫院推動資訊化的目的。」

不過，童綜合導入數位科技的「超前部署」，在新冠肺炎疫情期間卻意外建功。

蔡宏隆舉例，若在短時間內有大量民眾湧入醫療院所，等待施打疫苗或篩檢，就可能無法保持社交距離，「但在童綜合，民眾只要透過手機預約採檢時間，並依預約時間前往，掃描QR Code報到即可，減少排隊等候掛號時間與群聚傳染的機率；而在完成採檢後，民眾也只要再掃一次QR Code，就能立即取得檢查報告。全程花費的時間，從兩小時縮短到二十至二十五分鐘。」

另外，疫情期間進出醫院都必須刷健保卡，以了解訪客的旅遊史，但若沒有帶健保卡的病人或者陪伴家人出門，難道就只能止步於醫院院門之外？童綜合一貫不拒絕病人的理念，就此打破？

「為了避免發生這種情況，童綜合資訊部開發出只要掃描身分證條碼，就可以知道旅遊史的APP，有效過濾出入人員，」蔡宏隆說。

這麼做不會涉及個資問題嗎？

「當然會，」蔡宏隆補充：「所以，童綜合是與政府合作，由衛福部提供資訊驗證的接口，方便醫院串接驗證。」

然而，在種種網路科技與資訊化發展的同時，這種做法會不會造成資安疑慮？

「當資訊數位化、連網之後，最重要的就是必須做好資安與防駭，」蔡宏隆直言，剛開始，很多員工缺乏危機意識，有時會不小心點擊不明連結，甚至下載檔案，這樣便很容易讓駭客有入侵的機會，因此我們開始強化資安控管，例如：建立網路黑名單，避免員工不慎點入惡意網站，並禁止院內電腦使用USB裝置。

不僅如此，「我們將所有資料都存放在雲端，建立邊界防禦團隊、設置資安長，」蔡宏隆強調，「童綜合的資安長是專職而非兼職，這在台灣的醫療院所中並不多見。」

兼職或專職有什麼差別？

「專職的資安長才可以用更超然的角色來擬定資安政策，」蔡宏隆自豪地說：「我們是全台灣第一家通過衛福部資安推動辦公室資安實地稽核的醫院。」

朝個人化醫療邁進

放眼未來，「我們希望建立一個重症平台，整合呼吸器、生理監視器，判讀疾病狀態，」李博仁舉例談到，「屆時，醫療團隊可以透過AI輔助臨床決策，預判患者能否脫離呼吸器，以及若無法脫離時應該如何進行接續處置，降低呼吸器使用時間與加護病房住院天數，提升醫療照護品質，也讓醫療資源可以更有效運用。」

整體來說，未來的醫療正朝向個人化與精準化發展。除了在醫療現場，讓病人可以得到精準的分析與完整治療，目前相當火熱的擴增實境（AR）與虛擬實境（VR），所延伸出來的元宇宙概念，例如，讓實習醫師可以先利用沉浸式體驗模擬開刀流程與實際操作情況，或讓患者可以先了解開刀的過程，讓病人與家屬安心。

「如此一來，便可望實現醫病共享決策、改善醫病關係，對醫師端、病人端、管理端都有幫助。而當最先進的科技運用在醫療現場，將可優化現有環境，提供醫師更多輔助工具，就能造福更多病人。這些，正是童綜合持續努力的目標，」蔡宏隆滿懷期待地說。

6 創新思維，充實研發能力

過去，醫院、診所倒閉幾乎少有聽聞，但受到健保給付制度、新冠肺炎疫情等因素影響，近年來不少醫療院所選擇歇業。

面對這種情況，只能默默接受？還是可以找到改變命運的方法？

「置身變革的時代，面對未來的競爭、醫療與生技產業的變革，誰能擁有人才、技術專利，做好資源整合，再加上持續的創新、研發、投資，才能立於不敗之地，」童綜合研發創新中心院長歐宴泉說：「一旦停滯不前，即使是醫院，也隨時可能被時代的洪流淹沒。」

組織改造成為難以取代的存在

「回顧半個世紀以來的童綜合成長發展歷程，」歐宴泉形容：「我們就像一個快速滾動的巨輪，一路跟著台灣經濟成長的腳步與政策方向前進，每個階段的決策都影響著未來十年、二十年，乃至三十年的發展。」

2017年8月，歐宴泉銜命接下童綜

合研發副院長的職務，目標設定在協助童綜合進行組織改造；四年後，2021年4月，他獲得童綜合總院長童敏哲與董事會的支持，擴編研發創新中心，對醫院未來研發創新的藍圖也有了更加明確的規劃與想像。

他說：「童綜合從創院以來，核心精神就是『以病人為中心』。若要具體而微解釋這個概念，就是要以病人的健康福祉為考量，照護病人的身、心完整，才能彰顯醫療的價值。」

然而，什麼是醫療的價值？

歐宴泉的解讀是：「關鍵在於創新與研究，並且要讓這樣的精神成為醫院的品牌和特色，才可能有機會在台灣醫療體系中成為不可取代的存在。所以，我們藉由組織改造提升團隊能力，從而建立良好的研發創新環境、培育研發創新人才，希望能夠產出高水準的論文、專利與醫療產品。」

對於硬體建設、醫療儀器更新、優秀人才網羅與培育，童綜合的投資不曾間斷，這也讓他與有榮焉，並且十分自信地說：「在中部海線，我們是擁有良好口碑的醫院，無論是門診、醫師與病床數，都在私人家族醫院中處於領先地位。」

創造自己的魅力

童綜合位於中部海線，坦白說，以地理位置而言，想要吸引優秀人才加入，並不具備特別優異的條件。

「了解自己的弱勢，我們開始思考解決問題的辦法，」歐宴泉直言，「要吸引優秀人才加入，只能靠提升本身的實力，讓有志者願意加入童綜合團隊，而前提就是我們必須建構理想的研究環境，才能培養出具有熱情的研究人才，進一步產出高水準的研究論文與專利成果。」

在歐宴泉的轉型升級藍圖裡，涵蓋三大面向：臨床、研究、教學。然而，在資源有限的情況下，要如何做好所有的事？

「人才是一切的根本，」童綜合醫療副院長吳肇鑫指出，臨床、教學與研究，都必須從人才培育做起，「我們希望從住院醫師到主治醫師都能自行培養，因為唯有如此，才能避免人才斷層，甚至從『人才需求者』成為『人才提供者』。」

他進一步說明：「目前在衛福部的二十三個專科醫師分科中，童綜合已經具備家庭醫學科、內科、外科、兒科、婦產科、泌尿科與耳鼻喉科等的住院醫師培訓能力，包括與其他醫院合訓的科別，已有十三科。

「以急診醫學部訓練PGY住院醫師來說，童綜合周遭環境是道路寬廣、工廠林立，收治的急診重症病人以因工安事故發生斷肢、斷指，或者重大車禍的案例居多，跟都會地區的醫院明顯不同，因此若是有心鑽研急診專科的醫師，就有機會在這兩年的PGY訓練中，學習到更多不同的臨床經驗，這就是我們的特色和魅力所在。」

發展實用的大數據研究

朝向醫學中心發展，是童綜合的終極目標，但想要觸地達陣，還有很長一段路要走。

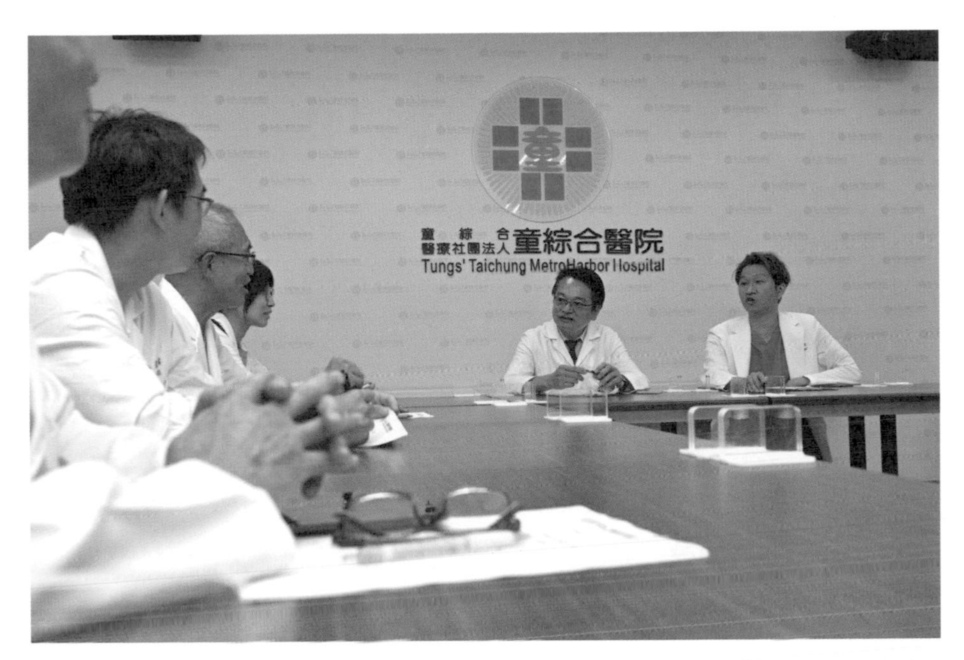

童綜合醫療副院長吳肇鑫（中）表示，臨床、教學與研究都必須從人才培育做起，才能避免人才斷層，提升研發能力。

「我們要借力使力，」歐宴泉說明，「利用醫院的急重症專長，大量投資軟／硬體、培養住院醫師等人才，尤其必須進行產學合作，一步步建立口碑，擦亮童綜合的招牌。這是整個醫院要繼續向前進的基石，基礎一定要打好，才能繼續往前。」

他舉例，童綜合先以發展實務型大數據研究為主，研究結果除了可直接回饋醫院做為臨床決策參考、患者病情說明，亦可做為國家衛生政策擬定的依據。

「所謂實務型大數據，套句時下流行的術語，就是『落地』的大數據研究，」歐宴泉談到，像是童綜合研發創新中心藉由全台病人資料發現，國人罹患類風濕性關節炎後，若控制不佳，男性可能減少四年壽命，女性則可能減少近九年的壽命，這是會讓病人很「有感」的數據，知道這個疾病不是只有關節痛不痛的問題，也不是只要能忍痛就沒事了。

建立資料庫精準照護健康

更進一步，透過這樣的數據，醫療院所也能準確估算，若繼續採用現有照護模式，病人往後需要使用多少健保費用。

「知道病人一輩子要花多少錢、換來多少健康（壽命損失），可以幫助衛生主管機關了解，未來要如何更精準調整醫療資源的使用，使病人獲得更好的疾病照顧與健康，」歐宴泉強調，因為看見台灣真實發生的臨床問題，於是設法找出解決方案，而非利用國際資料庫進行研究，「這種貼近本土實際狀況的數據，對國人健康照護與資源規劃相當具有參考價值，也才會有更多人想要拿來運用。」

「目前台灣共有十九家醫學中心，童綜合還不在其中，但是近年來，我們全力投入臨床、教學與研究，建立完整體制，已經可以做到如同醫學中心般的水準，甚至更好，」吳肇鑫直言，「最後的結果要經過衛福部審核，只是目前因為疫情關係，衛福部的評鑑暫停，但童綜合會先做好一切準備，等候時機到來。」

建構研究環境

不過，自信之餘，童綜合仍舊存在先天的弱勢。

「我們沒有醫學院，在『研究』這一塊就會相對比較弱勢，」歐宴泉無奈，但他也強調，「我們沒有放棄，只是繞道而行，藉由與台北醫學大學、中興大學學士後醫學系、中山醫學大學合作，讓童綜合在『研究』領域能更加完善。」

他舉例，童綜合與興大成立童興醫學研究發展基金，設立童興醫學研發中心，「就讀興大研究所的同仁可以找到自己相關領域的基礎老師做研究，並且申請研究計畫，童綜合還會定期舉辦碩博班研討會，了解碩、博士生進行中的實驗進度方向、遭遇的困難，由醫師提供教學與相關臨床經驗，共同解決問題。」

在經過組織調整、重建與改革後，歐宴泉說，「童綜合的研發創新中心涵蓋醫學研究部、臨床試驗驗科、產學科、人體試驗倫理委員會、人體生物資料庫委員會、達文西手術及觀摩中心、醫療資訊中心、大數據中心、泌尿腫瘤中心、國際醫療中心、細胞治療中心，規

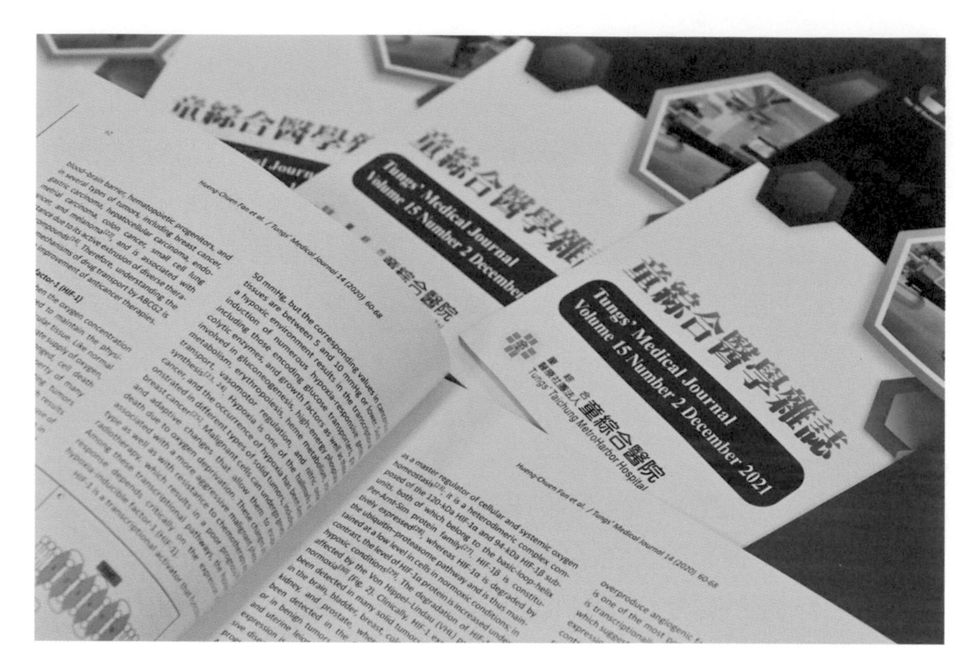

童綜合自辦一年兩期的《童綜合醫學雜誌》，不僅可鼓勵醫師發表研究，也藉此提升國際能見度。

模已經大體完善。」

然而，真正要建構理想的研究環境，還必須營造更強大的氛圍。

「我在1997年7月前往美國維吉尼亞大學進修一年半，那段期間，總是看見他們的研究人員熱情討論或辨論各種想法，」歐宴泉說：「維吉尼亞大學給我的感覺是『連空氣中都充滿研究的氣氛』，我希望童綜合也能打造出相同的環境，這樣十年、二十年過去，醫學研究的能量自然提升。」

鼓勵思索，解決臨床問題

歐宴泉談到，童綜合設有許多資料庫，提供研究部人員做為大數據資料和研究資源，而研究員也會輔導各科部，設定主題方向，輔導計畫撰寫，分析資料、研究方法，幫忙統計分析，一直到最後的教學、投稿、修改，讓論文能更加創新、完善，但「要培養具有熱情的研究人才，不單單只有醫學相關人員，醫院各科部及行政人員，乃至全體員工，都應該一併納入。」

把所有員工都納入培養，是想散彈打鳥？

搖搖頭，歐宴泉說：「培養研究人員愈早開始愈好。年輕人的可塑性比較高，也比較有熱情、有活力，如果能從住院醫師開始，就培養他們做研究的興趣，可以激發他們對事物的好奇心，去探索解決臨床問題的方法。」

經過一番努力澆灌，終於開花結果，童綜合發表的論文數量從2017年的五十四篇提升至2020年的八十六篇。甚至，到了2021年，

「如同『飛輪效應』一般，論文數量翻升二・五倍，達到一二三篇，是區域教學醫院中的第一名；不僅如此，專利研發也有所斬獲，2020年、2021年兩年之間，共取得十件專利證書，」歐宴泉自豪地說。

以成為醫界的學術交流平台自許

為了提升國際能見度，童綜合出版了《童綜合醫學雜誌》。根據台中市政府衛生局資料，台中地區共有六十六間醫院、十七間教學醫院，只有中國醫藥大學附設醫院、秀傳和台中慈濟醫院擁有專屬的醫學雜誌。

「自辦醫學雜誌的好處，是可以鼓勵同仁發表自己的創新研究，也能發展我們獨有的研究特色，」歐宴泉指出，目前在台灣，即便是醫學中心，像馬偕、中山、新光、成大、奇美、國泰、亞東等，都還沒有專屬的醫學雜誌，」歐宴泉說，「我們的目標，是要讓《童綜合醫學雜誌》可以收錄在開放取用期刊指南（Directory of Open Access Journals, DOAJ）、ESCI（Emerging Source Citation Index）生物醫學資料庫、EMBASE/ Excerpt Media Pubmed centrel、國際兩大引文索引資料庫Scopus和Web of Science等資料庫，也就是以成為國際一流的醫學雜誌為目標。」

至於為何要走這條路，歐宴泉坦承：「在外人眼中，童綜合只是地方型的區域教學醫院；除非能夠增加國際曝光度，藉由在國際發表會吸引外國專家注意。所以，如果能把《童綜合醫學雜誌》打造成國際級的醫學雜誌，不僅可以提升童綜合的知名度，也能吸引更多人投稿，成為醫界的學術交流平台，而這又將成為院方推動國際化的重要助力。」

隨著整體醫療水準提升，台灣人體臨床試驗水準已在亞洲排入前三名，吸引國際藥廠聯手開發新藥。可惜的是，「過去能夠參與國際藥廠臨床試驗的，多半只限於大型醫學中心，且多數病人集中在北部，中部民眾很難有這樣的機會，」歐宴泉言語中泛著無奈。

期待消弭中部居民醫療落差

為了改變現狀，童綜合積極推動醫療團隊參與國內外臨床試驗案。

歐宴泉說明：「我們的臨床試驗中心參與國內外各大藥廠新藥人體合作，治療無效的病人可以到醫院加入臨床試驗，爭取其他新的治療機會。

「以攝護腺癌相關研究為例，我們的收案個案數和速度可名列全國前三，而一旦證明治療對病人是有效的，很快便能獲得台美FDA核准，醫院就能在第一時間引進供病人使用。

「甚至，隨著臨床經驗累積，又能吸引更多國際藥廠前來尋求合作，試驗科別更加多元，就能培養更多相關醫護人員。」

除此之外，童綜合醫療資訊中心也開發許多創新產品，有助早期發現許多重大且危及生命的疾病，提供患者更完善的治療。例如：「胸部X光結節偵測」與「胸部X光氣胸偵測」，幫許多攝護腺癌病人在術後追蹤時發現肺部結節，無論是原發癌症或癌症轉移，都能在第一時間接受胸腔外科診斷及治療，患者癒後也得以顯著改善。

在用藥安全方面，則開發出藥品辨識AI模型，例如：胰島素筆針辨識，不但可識別廠牌型號，更能讀取劑量刻度，讓護理人員在核對藥品與劑量時，可以多一道確認機制，對病人安全也多一道保障。

又譬如，近年醫界積極發展的「自體免疫細胞療法」，童綜合已有四十六位主治醫師完成細胞治療技術醫師訓練課程，更在2020年通過衛福部《特定醫療技術檢查檢驗醫療儀器施行或使用管理辦法》（簡稱《特管辦法》）的自體免疫細胞（CIK）治療實體癌第四期的細胞治療技術施行計畫，可針對國人好發的二十二種（如：乳癌、肺癌、大腸直腸癌等）實體癌第四期病人，進行細胞治療。

「之後，我們準備申請《特管辦法》許可的，以自體免疫細胞治療第一期至第三期實體癌，以及依『細胞治療技術施行計畫』規定，可針對經標準治療無效的肝癌、食道癌、胃癌等九種實體癌第四期患者進行治療，」歐宴泉說：「這樣，才能讓中部海線居民也同樣享有先進的醫療。」

朝著夢想的路途前進

展望未來，歐宴泉指出：「童綜合從1971年創建至今，由一家小診所發展成如今兼具精準醫療與教學研究能力的國際級醫院，想提供中部地區居民更好的醫療照護品質初衷，始終如一；而隨著數位化與科技化帶動新一波醫療革命，研發創新無疑將是醫療產業轉型升級的重要基石。」

在這樣的認知下，他認為，整體醫療產業必須面對和思考相同的課題，也就是如何運用科技的力量，讓創新研發與臨床醫學結合，讓醫院和醫療系統可以藉由這些工具促進全民健康、強化醫病關係。

至於童綜合本身，歐宴泉也有自己的目標：「我們要讓全院各科部進行更多面向的創新研發工作，為醫療服務提供新動能，讓童綜合可以繼續朝向下一個五十年前進。」

·結語·

從台中港出發，航向世界

在資源貧乏的台中海線，憑藉重症治療力、急症應變力，童綜合從一間地方小診所搖身一變，在中台灣急重症醫療領域扮演要角，躋身全台最具規模的家族私人醫院。然而，總院長童敏哲說：「未來一定要拋棄家族成員繼承的想法。」

這句話，如同一個震撼彈，在採訪現場令人聞之一驚。但，童敏哲不是隨口一說，家族事業轉型升級的藍圖，早已在他心中。

把童綜合變品牌

綜觀全球主要企業發展，不少是由專業經理人經營，醫院也是如此，美國梅約診所就是典型的例子之一。有鑑於此，「未來童綜合一定要將醫院交由專業經理人經營，才能走得久遠，」童敏哲直言：「如果堅持一定要姓『童』的才能經營，可能在我下一代之後，醫院就會結束。」

梅約診所在美國明尼蘇達州羅徹

斯特鎮（Rochester）起家，一百五十年來，「以病人需求為第一優先」（The needs of the patient come first.）的核心價值，是梅約最為人所知的特色之一。而另一個多有耳聞的特色，是在歷經兩代醫師父子經營後，將醫院營運授權給院內五百多位主治醫師組成的領導團隊負責。

如今的童綜合，正由第二代的童敏哲接棒擔任總院長，對於未來的發展，他強調：「一定要拋棄家族成員繼承的想法，將『童綜合』變成一個品牌商標，才有機會走向下一個五十年。」

他進一步說明：「一家醫院的品牌好，病人就會認同並慕名而來，譬如『急重症』就是童綜合的品牌；但把病人帶來之後，還需要透過良好的就醫環境、精湛的醫術，才能再口耳相傳，吸引更多病人前來，形成正向循環。」這個概念，也正呼應了童綜合董事長童瑞年始終強調的：「醫療，是醫院的本業，把本業做好才是最重要的事。」兩人的觀念，不謀而合。

做一家值得信賴的醫院

品牌意識存在消費者心中，要把一間醫院變成品牌，不是三兩天可以做到。為了實現這個目標，童綜合邁出的第一步，是在2007年時，改制為社團法人。「我們要把童綜合從『童家』的醫院變成『大家的』醫院，」童敏哲說。

醫療社團法人的好處之一，是出現醫療糾紛時，醫師不必承擔無限責任或民事賠償無上限等潛在風險，可以專心投入醫療專業發展。這是對醫師的保護，無形中也成為吸引優秀人才加入的利基。

不僅如此，「醫院經營公司化，納入不同專業領域人士，才能拓展服務範圍，讓具備經營長才的非醫事人員可以進入董事會，也就是將所有權和經營權分離，家族成員慢慢退居成股東，」童敏哲強調：「只靠一個家族的人，能力或眼光都有局限，醫院無法壯大，甚至可能被時代淘汰。」

他舉例談到，像美國百年名校哈佛大學，「哈佛」僅做為感謝捐贈者而以此為名，但經營與管理則由能者居之，「未來童綜合也一樣，唯有將有能力的有志之士集結在一起，未來才會愈來愈強。」

然而，要吸引好的人才，除了薪資福利，更重要的是必須提供舞台。如何打造這樣的場域，就成為童綜合當前第一要務。

廣納人才，服務在地鄉親

「有能力的專家，往往都有一些自己渴望實現的理想，身為領導者就必須提供舞台給他們，讓他們可以盡情發揮，因此童綜合對先進醫療設備的投資毫不吝惜，」童敏哲說。

看準全球微創手術趨勢，童綜合在2013年引進達文西手臂，目前已經設置兩台第四代達文西手臂，引領中部風氣之先，啟用新一代機型的醫院；2018年時，童綜合又進一步啟用醫學中心等級的複合式手術室，並建置相關醫療設備與團隊。

童敏哲說：「以往，醫師多半習慣獨自鑽研技術，但在未來，是要『打群架』的時代，因此，透過這些投資，可以讓同仁們從單打獨鬥轉變成團隊作戰，而這些團隊也將成為支撐童綜合發展的關鍵。」

除了設備，童綜合也嘗試擴大舞台規模。

「我們正努力從區域教學醫院，朝向成為醫學中心發展，負有培育人才的責任。在現行衛福部二十三個專科醫師分科中，童綜合已可自行訓練十三科的住院醫師，未來更要追求臨床、教學與研究的平衡發展，」童敏哲說，「這樣的數字當然無法和北榮、長庚這樣的大型醫學中心相比，但是在區域教學醫院中，可以算是做出不錯的成績。」

他進一步說明：「站在私人醫院的角度，臨床是最重要的，因為能夠將病人治好，才有教學的題材，將經驗一代一代傳承下去；尤其，童綜合沒有醫學院做後援，更要有足夠強大的臨床素材，豐富教學與研究資料，才有機會成為醫學中心。

「事實上，在美國，許多知名醫院都是憑藉強大的臨床實力，進而帶動教學、研究，因為臨床強、案例多，自然會吸引醫學生來擔任住院醫師，主治醫師也可以藉由指導學生研究，教學相長刺激自己更進步。所以，即使沒有醫學院，臨床案例多，就是我們最大的武器。」

走出醫院，擴大視野

童綜合的臨床案例數終究不是全台最多，年輕人為什麼要離開台北、去到台中，加入童綜合？這樣的問題，不只一次有人提起。

「因為我們願意放手給學生做，老師手把手地教，而且到了住院醫師第四年、升任總醫師時，為了幫助他們擴大視野、提升能力，還會派他們到北部的醫學中心，如：台大、榮總學習，強化與外界的連結，甚至如果他們想要繼續深入，也會以公費送他們到國外進修，」

童敏哲自豪地說：「『童綜合』這個品牌，在醫學院學生間的口碑很好，每年召募住院醫師時，都是滿招。」

事實上，強調實做、走出白色象牙塔，正是童綜合的特色之一。

「在中部海線的先天環境下，急重症治療力和應變力是我們的既有優勢，但是以急診為例，我們努力朝多元化發展，像是參與泳渡日月潭、雙港（台中港與清泉崗機場）災難的大型演習、離島後送、離岸風電醫療與白沙屯媽祖進香，以及空中醫療轉送業務等，讓住院醫師不是關在急診室中，而是有更多外部學習的機會，這也是能吸引許多醫學系學生更願意到童綜合學習的原因，」童敏哲說。

掌握特色，因地制宜

「一家好醫院，應該是沒有圍牆、沒有國界的場域，因為在資訊發達、訊息快速流動的時代，只要醫院有強項，國外的病人也會聞訊而來，」童敏哲認為，「身為醫院領導人，必須能夠尋找適合發展的標的，交付給具有相關專長的人員執行，領導人只要全力提供資源，支持醫院人員朝向共同的願景發展，並且讓每個人才都能有自己的舞台並且盡情發揮，創造屬於自己的特色，自然能夠吸引病人前來。」

然而，放眼全台，各大醫院都在發展自己的特色醫療，童綜合有什麼足以勝出的條件？

「我們的地理位置，本來就和都市醫院不一樣，自然要走不一樣的路，」童敏哲強調：「位在中部海線、臨近台中港，憑藉這樣的先天條件，可以做些什麼，才是我們應該思考的方向。」

正好，因應近年盛行的淨零減碳趨勢，政府積極推動離岸風電，為童綜合開啟了新的思路。

「童綜合的地理位置變成其他人難以仿效的優勢，而我們要做的，就是觀察歐洲的經驗，因為早在1991年，丹麥就安裝了第一座離岸風電場，轉化他人經驗、找出自己可以執行的方向，就成為童綜合現階段努力的重點之一，」童敏哲說明。

寫下成功方程式

《孫子兵法》〈虛實篇〉提到：「兵無常勢，水無常形，能因敵變化而取勝者，謂之神。」順勢而為，並非隨波逐流，而是掌握趨勢、尋找致勝關鍵。

回顧過去五十年，童綜合從深化急重症醫療與應變能力、建置空中醫療轉送機制，到投入達文西手臂、發展細胞治療……，不斷踩在趨勢的熱點上，融入新興技術，變作成長的軌跡。而隨著5G、AI、大數據等資通訊科技快速發展，醫療與科技結合的風頭正夯，童綜合開始尋求異業結盟的可能，例如：工業電腦龍頭研華科技、廣達電腦等，朝向智慧醫療領域發展，逐步寫下自己的成功方程式。

「童綜合的終極目標是要成為醫學中心，但是過程中，除了精進醫院設備、培養更多人才，還有許多努力的空間，但是……」童敏哲說，「只要做好準備，其他順其自然就好。五十年來，我們一直都是做好準備，等待每一次機會的到來，未來也會繼續堅持，前進下一個五十年。」

社會人文 BGB553

跨越陸海空的醫者

童綜合醫院守護中台灣

國家圖書館出版品預行編目(CIP)資料

跨越陸海空的醫者：童綜合醫院守護中台灣/吳秀樺, 林惠君著. -- 第一版. -- 臺北市：遠見天下文化出版股份有限公司, 2023.06
???面；17×23公分. -- (社會人文；BGB553)

ISBN 978-626-355-183-1(平裝)

1.CST: 童綜合醫院

419.333　　112005491

作者 — 吳秀樺、林惠君

企劃出版部總編輯 — 李桂芬
主編 — 羅玳珊
責任編輯 — 羅玳珊、尹品心
美術設計 — 周家瑤（特約）
攝影 — 黃鼎翔（特約）（P.23、26、56、65、88、135、191、199）、關立衡（特約）（P.53、79、99、144、153、156、164、170、175、213、218、241、244）
圖片提供 — 童綜合醫院（P.18、32、39、44、49、74、107、110、119、122130、186、200、208）

出版者 — 遠見天下文化出版股份有限公司
創辦人 — 高希均、王力行
遠見・天下文化 事業群榮譽董事長 — 高希均
遠見・天下文化 事業群董事長 — 王力行
天下文化社長 — 林天來
國際事務開發部兼版權中心總監 — 潘欣
法律顧問 — 理律法律事務所陳長文律師
著作權顧問 — 魏啟翔律師
地址 — 台北市 104 松江路 93 巷 1 號 2 樓
讀者服務專線 —（02）2662-0012
傳真 —（02）2662-0007；2662-0009
電子郵件信箱 — cwpc@cwgv.com.tw
郵政劃撥 — 1326703-6 號　遠見天下文化出版股份有限公司
出版登記 — 局版台業字第 2517 號

電腦排版 — 立全電腦印前排版有限公司
製版廠 — 東豪印刷事業有限公司
印刷廠 — 富星彩色印刷設計股份有限公司
裝訂廠 — 聿成裝訂股份有限公司
總經銷 — 大和書報圖書股份有限公司 電話／(02)8990-2588
出版日期 — 2023 年 6 月 20 日第一版第 1 次印行

定價 — 新台幣 500 元
ISBN — 978-626-355-183-1
EISBN — 9786263551855（EPUB）；9786263551862（PDF）
書號 — BGB553
天下文化官網 — bookzone.cwgv.com.tw